孙重三流派 小儿推拿精华

张素芳　姚笑　主编

中国中医药出版社
·北京·

图书在版编目（CIP）数据

孙重三流派小儿推拿精华 / 张素芳，姚笑主编 . — 北京：中国中医药出版社 , 2020.9（2022.6重印）

ISBN 978-7-5132-6062-6

Ⅰ . ①孙… Ⅱ . ①张… ②姚… Ⅲ . ①小儿疾病 – 推拿 Ⅳ . ① R244.15

中国版本图书馆 CIP 数据核字 (2020) 第 006286 号

中国中医药出版社出版

北京经济技术开发区科创十三街 31 号院二区 8 号楼

邮政编码　100176

传真　010-64405721

三河市同力彩印有限公司印刷

各地新华书店经销

开本 880×1230　1/32　印张 10.25　字数 238 千字

2020 年 9 月第 1 版　2022 年 6 月第 2 次印刷

书号　ISBN 978-7-5132-6062-6

定价　49.00 元

网址　www.cptcm.com

服 务 热 线　010-64405510

购 书 热 线　010-89535836

侵 权 打 假　010-64405753

微信服务号　zgzyycbs

微商城网址　https://kdt.im/LldUGr

官 方 微 博　http://e.weibo.com/cptcm

天猫旗舰店网址　https://zgzyycbs.tmall.com

如有印装质量问题请与本社出版部联系（010-64405510）

版权专有　侵权必究

《孙重三流派小儿推拿精华》
编委会

主　编　张素芳　姚　笑

副主编　周奕琼　刘晓峰　邢晓君

编　委　（以姓氏笔画为序）

邢晓君　乔英杰　刘晓峰

李文靖　李媛媛　张素芳

周奕琼　姚　笑

编写说明

自孙重三先生《儿科推拿疗法简编》1959年问世以来，已历六十余年，其间该书历经了数次增删修改，如1960年的通俗版本、1978年由陆永昌教授增补的线描图版本，2014年，张素芳教授再次对孙重三先生原作进行阐释和内容延伸，更名为《孙重三小儿推拿》。历次修订增补，虽然在内容上做了一定程度上的增删，但仍然基本保留了著作的原貌。

随着时代的发展，小儿疾病谱发生了变化，过去痘、疹、惊、疳四大症逐渐被现在的热、咳、喘、泻等常见病所取代。孙重三流派经过数十年的发展，现已成为国内外影响力最大的小儿推拿四大流派之一。在几代传承人的努力下，孙重三流派小儿推拿理论更加完善，技术方法更加丰富，仅近5年来，就出版论著近30部，发表论文80余篇，引领了小儿推拿学术主流。

基于临床实践和流派传承与发展的需要，我们秉承流派严谨务实、全面细致、不断创新的精神，在保留流派特色的原则下，全面梳理流派脉络，总结流派学术理论体系，突出流派特色技法，并结合数代流派传承人的临床实践经验，将以往著作内容进行整合，编撰为本书，本书主要有以下几个特点：

第一，系统论述流派学术思想。学术思想是医疗实践的灵魂，指导着小儿推拿诊法、辨证、立法、处方和实施的全过程，因此将散在于孙重三先生原著中的理论论述加以汇集、整理，结合笔者临床实践中对流派思想的感悟，最终形成了较为完善的学术理论体系。

第二，重拍流派特色手法、穴位高清图片，弥补因技术限制原作中手法穴位图片不清晰的缺憾，并对本流派手法、穴位临床应用特点做了详尽的介绍，以利于读者更好地理解和运用本流派的手法穴位。

第三，突出孙重三流派十三大手法。十三大手法是本流派的特色之一，本书详尽介绍了十三大手法的理论源流、作用原理及注意事项，尤其重点介绍了十三大手法的临床应用，将本流派临床手法实施技巧和治疗病种都做了详尽的论述。

第四，增补小儿疾病治疗学内容。临床病种由原来的15种增加到30余种，包括大部分小儿常见病及部分疗效突出的疑难病。这些病种都是流派传承人历经数十年实践，逐渐积累下来的疗效突出、技法成熟、认识深刻的优势病种。疾病治疗学增加病因病机、证候分析、预防调护、典型病例等内容，并把原来的主穴与备用穴按照读者较为熟悉的方式转换成辨证施治，即主穴针对主病或主证，备用穴则分列于各个证型之中，或作加减使用。

第五，增加了流派传承脉络论述。自流派创始人孙重三先生开始，几代传承人不断努力，从不同的角度充实了流派理论与技法，对流派的创立、丰富和发展做出了自己的贡献，为流派发展注入了活力。对于各位传承人的工作做全面的总结，不但有利于更好地延续流派血脉，而且有利于研究本流派的特点及发展规律。

为天地立心，为生民立命，为往圣继绝学，为万世开太平。在党中央促进中医药传承创新发展的意见指导下，孙重三流派迎来了新的发展机遇，新一代流派传承人将以高度的责任心和使命感继续传承推广流派理论和技法，把这一独具特色的活人之术发扬光大，助力《"健康中国2030"规划纲要》的实施！

《孙重三流派小儿推拿精华》编委会
2020年5月

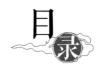

目录

第一章　孙重三流派小儿推拿学术理论

第一节　孙重三流派小儿推拿学术渊源与发展

推拿疗法是从我国古代的"导引""按跷"发展起来的一种治病方法，又叫做按摩疗法。它是建立在"天人合一"整体观念的基础上，以"阴阳""五行"为理论指导，以"辨证论治"为思维方法，具体运用推、拿、按、摩、揉、捏、点、拍等形式多样的手法，通过经络"行气血、通阴阳"的作用，以达到疏通经络、调整脏腑、推行气血、扶伤止痛、祛邪扶正、调和阴阳的疗效，最终治愈疾病。小儿推拿，是凭借医者在患儿身体表面一定部位上运用手法来达到治疗儿科疾病的目的。推拿疗法不仅经济简便、疗效显著，还避免了手术治疗带来的痛苦、服用药物带来的毒副作用等的缺点，对久治不愈的沉疴痼疾也能弥补药物之所不及，在儿科疾病的治疗方面显示出极其独特的优势。

小儿推拿历史悠久，在数千年的发展中不断推陈出新，形成独特的诊疗体系。由于地域文化、气候环境、学术渊源、传承关系的不同，小儿推拿在其发展过程中形成多个独具特色的流派。各流派在学术观点、手法、穴位中显示出差异，但几乎都对儿科疾病有良好的治疗效果。孙重三流派从各流派争奇斗艳的发展中脱颖而出，经过几代传承逐渐建立起完善的学术思想和诊疗体系，培养出众多行业优秀人才，丰富了小儿推拿的理论内涵，为小儿推拿及国家中医药事业发展做出了突出贡献。

兹追本溯源，整理孙重三流派小儿推拿的起源与发展，为后续传承人及小儿推拿爱好者提供参考。

一、孙重三流派小儿推拿的起源

孙重三先生（1902—1978），荣成市（原荣成县）埠柳公社不夜村人。20岁时拜本县老中医林淑圃为师，由此步入杏林。1957年进入山东中医进修学校深造，1958年任山东中医进修学校教员。1959年调入山东中医学院任儿科教研室主任，1972年任推拿教研室讲师兼推拿科主任。孙老任职期间为各年级学生讲授小儿推拿全部课程，并兼做附属医院推拿科临床医疗及带教工作，培养了一大批优秀的本科生、大专生及进修生等，包括毕永升、张素芳、程本增等名老中医药专家。

1959年12月，孙重三先生以林淑圃老先生的推拿手法为基础，参研《小儿推拿广意》《幼科推拿秘书》《厘正按摩要术》等专著，结合自己多年教学和临床经验，编写完成《儿科推拿疗法简介》一书。此书不具姓名，而是以山东中医进修学校推拿教研组名义，由山东人民出版社出版。本书出版后曾多次印刷，受到广大读者的欢迎。

1960年，《通俗推拿疗法》具名山东中医学院编，山东人民出版社出版。上述两书都不具姓名，实则均为孙老主编。

1976年，山东中医学院和山东医学院合并期间，毕永升老师自编自导，白翔老师拍摄，名为《孙重三小儿推拿手法集》电教片一部。该片重点介绍了孙老常用手法，如头面部、胸部、腹部、背部、四肢部常用穴位的各种操作法，包括十三大手法等。本片是一部最完善、最实用的教学片，一改单调的讲课模式，首创小儿推拿动态教育。片中孙老操作认真，一丝不苟，手法潇洒大方，刚劲有力，但不失柔韧灵活，连贯自然，为后学者留下了宝贵遗产，也实现了国内外小儿推拿影像教育史零的突破。

二、孙重三流派小儿推拿的学术发展

1978年11月，山东省卫生厅中西医结合办公室为纪念孙老逝世再版《儿科推拿疗法简介》。孙老原著取材于师传和古书有关的儿科推拿记载，他结合课堂教学经验和临床心得加以系统整理和阐发，特别对临床经验中的理论部分、穴位主治、手法操作及治疗方面做了增补和修订，并将原照片插图改为线条图，该书流传甚广。

1982年，由孙承南主任牵头，山东中医学院推拿教研室邀请北京科技电影制片厂来我院，同时与青岛医学院附院小儿推拿科合作，联合拍摄了以《齐鲁推拿》为名的科技片一部，以推拿治病常用手法、穴位及机理探讨为基本内容。其内容收录了孙重三老师的常用手法、穴位操作等，张汉臣先生的手法、操作技术，更重要的是收录了张老的"推拿脾经穴对胃运动的影响"等三大实验的推拿治病原理探讨等。两强合璧，该片在山东及全国中医院校多次放映，深受好评。

1986年7月，《山东推拿集锦》在以上科技片基础上，添加山东中医学院推拿教研室及临床医疗教学内容，于山东省电视台多次播出，为山东的推拿特别是小儿推拿的宣传推广做出了一定的贡献。

1989年9月，《中国小儿推拿学》出版。随着推拿事业的迅速发展，推拿高级人才的培养已越来越重要，全国许多高等中医院校都相继开设了推拿专业课程，但原有教材已不能满足推拿教学、临床和科研的需要，因此，由安徽中医学院、南京中医学院、黑龙江中医学院、山东中医学院等九所中医院校组成了推拿学系列丛书编写委员会，按教材形式编写了一套六本系列丛书。张素芳任《中国小儿推拿学》主编。

2014年12月，《孙重三小儿推拿》出版。为总结及传授孙重三先生的学术思想、教学经验、临床经验，弘扬中医药外治法精华之一的小儿推拿，满足医务工作者及小儿推拿爱好者的需求，出版《孙重三小儿推拿》一书，张素芳任主编。

2011、2016年"孙重三小儿推拿流派"编入人民卫生出版社"十二五""十三五"本科规划教材《小儿推拿学》，为高校小儿推拿课程提供了规范化教学内容，为中医学生、小儿推拿医师提供了学习范本。

三、孙重三流派小儿推拿的人才培养及经验传承

1. 全国小儿推拿师资进修班开办

1985年8月5日上午，卫生部委托山东中医学院附属医院开办"全国小儿推拿师资进修班"。共有来自南京、武汉、常州、长春、湖北、云南、陕西、山东、安徽等省市的30余名学员参加学习。全国小儿推拿师资进修班的开办，扩大了山东小儿推拿的影响力，把山东小儿推拿的"三大流派"经验推广到了全国，也确立了以张素芳为首的山东小儿推拿在全国的地位。

2. 张素芳名老中医带徒总结学术思想、临床经验

国家中医药管理局批准张素芳教授作为第五批全国老中医药专家学术经验传承工作指导老师，正式收徒总结自己的学术思想和临床经验。经过初试、复试、面试，最终姚笑和李静两人成为张素芳教授的首批弟子。2012年8月9日，山东省卫生厅、中医药管理

局为包括张素芳教授在内的全省32位全国老中医药专家学术经验继承工作指导老师和64名传承人举行了隆重的拜师仪式。自2012年8月至2015年8月三年间，姚笑和李静二人以照片及文字方式记录张素芳教授原始病案三千多份，书写跟师笔记400多页，书写经典学习笔记600多页，整理医案480多例，临证心得、读书心得近200篇。

3.推广孙重三及张素芳小儿推拿学术思想和临床经验

2014年9月，国家中医药管理局批准成立张素芳全国名老中医药专家传承工作室，在山东中医药大学附属医院成立了以张素芳为首的传承工作组，设有张素芳教授老专家门诊、示教观摩室、名老中医资料室共100多平方米，配置了完善的电脑、打印机、录音录像等设备。工作室现有人员12名，其中教授、主任医师4名，副教授5名，讲师3名，另有研究生16名。

目前，张素芳全国名老中医药专家传承工作室建设工作已进入中后期，为落实工作室建设的各项目标，现已收集张素芳教授手稿700余份，临床病例3000多例，整理出版专著4部，拍摄张素芳教授临床及教学录像3部，资料整理和上传工作正有序进行。

4.开办经验推广学习班

2015年8月14~20日，由张素芳全国名老中医药专家传承工作室承办的首期"张素芳教授小儿推拿学术思想与临床经验推广学习班"在日照市召开，来自全国各地及新加坡的小儿推拿专业人员近150人参加了学习。2016年10月14~19日，第二期"张素芳名老中医学术经验推广及小儿推拿临床技能提高班"在济南市长清区举行，共计168人参加了本次培训。2016年12月16~19日，"孙重三流派小儿推拿防治呼吸系统疾病经验推广学习班"在济南市历下区举办，吸引了来自各省市的中西医儿科医生、小儿推拿医师及爱好者前来交流学习。2017年9月28~30日，"孙重三流派小儿推拿治疗疑难杂症经验推广学习班"在济南市珍珠泉宾馆召开，受到了与会专家学者及广大学员的交口称赞。

5.孙重三"十三大手法"申遗

2016年，孙重三"十三大手法"申请"山东省非物质文化遗产保护"正式启动。孙重三流派小儿推拿在发展中医药、弘扬中华文化方面做出了努力和贡献。

孙重三流派在全国小儿推拿领域举足轻重，在张素芳教授的带领下影响力逐渐扩大。流派在发展过程中不断自我调整与总结，为小儿推拿的传承与发展提供优秀人才储备，有利于学科知识的丰富更新及儿科疾病诊疗经验的传承，是中医学的重要组成部分。

第二节　孙重三流派学术理论基础

孙重三先生说，推拿疗法是建立在"天人合一"整体观念的基础上，以"阴阳""五行"为理论指导，以"辨证论治"为思维方法，并运用各种手法，通过经络"行气血，通阴阳"的作用，来调整脏腑营卫，从而达到治愈疾病的目的。

因此，天人合一、阴阳、五行是指导本流派临床实践的理论依据。

一、"天人合一"的整体观是认识人体生理与养生防病的理论依据

1.天人相应

人类生活于宇宙中，与天地万物有着千丝万缕的联系。人是

自然界的一分子，与自然界息息相通，"人禀天地之气生，四时之法成"。人的呼吸、饮食无一不来自于自然界，因此自然界的各种变化都会不同程度地影响人的活动。

（1）天人相应理论用于认识人的生理变化并指导养生保健：自然界的四季轮回，带来了人体生长化收藏的机能变化；日夜的交替，带来了人晨昏醒定的规律性作息。顺应自然的变化规律，人就会保持健康，一旦违背了自然规律，轻则身体生病，重则"折寿不彰"。孙重三流派依据春生夏长秋收冬藏理论，以推拿为主要治疗手段，开展多种小儿养生保健方法：自立春始三个月的促进小儿生长发育，自夏至始两个月的促阳气升腾冬病夏治，自秋分始两个月的培土生金固表防感，自冬至始两个月的填精益髓安神补脑。

（2）天人相应理论用于认识疾病的发病因素：人禀天地之气生存，因此也易因天地之气剧烈变化而发生疾病。火山地震、台风海啸、洪涝干旱、瘴疠雾霾都会引发大范围的疫病。即使普通的风雨寒暑变化，如果超出了人体承受能力，也会引起个体的发病。孙重三流派注重四时气候对人体的影响，春季风为百病之长，易裹挟寒、热、燥、湿之气而生各种流行病；夏季炎暑流行，小儿若调护失宜，则易发寒热并见、暑湿相杂的外感病和脾胃病；若秋季燥湿不相得，则生痰火郁结，咳嗽频作；在冬季则风寒当令，加之小儿腠理疏薄，最易发生伤寒外感。在天人相应理论的指导下，孙重三流派重视"五运六气"对小儿发病的影响。在分析及预测小儿疾病时，常常需要从"天人合一"的角度进行推演。

2. 天人合一

中医学的整体观在认识到人与环境之间的统一性之外，还认识到人体自身的完整性和联系性。人身是一个小宇宙，机体五脏六腑与四肢百骸有着密切联系。

首先，人体的脏腑器官在结构上是不可分割、相互关联的。每一脏腑都是人体有机整体中的一个组成部分，都不能脱离开整体而独立存在，属于整体的部分。其次，组成人体并维持人体生命活动的基本物质——气，在其运行过程中，可以转化为血、精、津、液分布于全身各脏腑器官，这种物质的同一性，保证了各脏腑器官机能活动的统一性。其三，形体结构与生理机能不可分割。形体结构是完成生理机能的物质基础，而生理机能又是维持形体结构的有力保障。形体结构的病变，影响生理机能的发挥，而生理机能的失常，又会引发形体结构的异常。

总之，人体以五脏为中心，通过经络系统，把六腑、五体、五官、九窍、四肢百骸等全身组织器官有机地联系起来，构成一个表里相关、上下沟通、密切联系、协调共济、井然有序的统一整体，并且通过精、气、神的作用来完成机体统一的机能活动。

孙重三流派正是以整体观念理论为依据，运用手法作用在小儿体表局部，通过经络的传导作用，达到"通经络，行气血"，进而改善脏腑机能、消除疾病的目的。

二、阴阳、五行是分析病机、确立治则治法的理论依据

1.阴阳平衡

人体的正常生命活动，是阴阳两个方面保持动态平衡状态的结果。"阴阳失衡"是疾病发生的根本原因。无论外感病或内伤病，其病理变化的基本规律不外乎阴阳的偏盛或偏衰。

（1）阴阳偏盛：即阴盛、阳盛，是属于阴阳任何一方高于正常水平的病变。①阳盛则热：阳邪致病，如暑热之邪侵入人体

可造成人体阳气偏盛，出现高热、汗出、口渴、面赤、脉数等表现，其性质属热，所以说"阳盛则热"。因为阳盛往往可导致阴液的损伤，如在高热、汗出、面赤、脉数的同时，必然出现阴液耗伤而口渴的现象，故曰"阳盛则阴病"。②阴盛则寒：阴邪致病，如纳凉饮冷，可以造成机体阴气偏盛，出现腹痛、泄泻、形寒肢冷、舌淡苔白、脉沉等表现，其性质属寒，所以说"阴盛则寒。"阴盛往往可以导致阳气的损伤，如在腹痛、泄泻、舌淡苔白、脉沉的同时，必然出现阳气耗伤而形寒肢冷的现象，故曰"阴盛则阳病"。

（2）阴阳偏衰：根据阴阳动态平衡的原理，阴或阳任何一方的不足，必然导致另一方相对的偏盛。①阳虚则寒：阳虚即人体阳气虚损，阳虚不能制约阴，则阴相对偏盛而出现寒象。表现为面色苍白、畏寒肢冷、神疲蜷卧、自汗、脉微等症状。其性质属寒，所以称"阳虚则寒"。②阴虚则热：阴虚即人体的阴液不足。阴虚不能制约阳，则阳相对偏亢而出现热象。如久病耗阴或素体阴液亏损，可出现潮热、盗汗、五心烦热、口舌干燥、脉细数等表现，其性质亦属热，所以称"阴虚则热"。

总之，阴阳偏盛偏衰是疾病变化的基本规律，无论疾病的具体病机多么错综复杂，千变万化，但其基本性质都可以概括为阴和阳两大类。

孙重三流派以阴阳平衡理论为基础，以阴阳作为辨别证候的总纲。如八纲辨证中，表证、热证、实证属阳；里证、寒证、虚证属阴。分清阴阳，就抓住了疾病的本质，就能做到执简驭繁。所以辨别阴证、阳证是诊断的基本原则，在临床上具有重要的意义。

2.五行生克制化

（1）相生规律：五行之间具有互相滋生和促进的关系。五行

9

相生的次序是：木生火，火生土，土生金，金生水，水生木。在相生关系中，任何一行都有"生我""我生"两方面的关系，《难经》把它比喻为"母"与"子"的关系。"生我"者为母，"我生"者为"子"。所以五行相生关系又称"母子关系"。由于五行相生的关系，在病理上表现为母及于子和子及于母两个方面。如木行，影响到火行，叫作母及于子；影响到水行，则叫作子及于母。

（2）相克规律：五行之间相互制约的关系称为五行相克。五行相克的次序是：木克土，土克水，水克火，火克金，金克木。在病理情况下的相克现象又体现为相乘或相侮。相乘即相克太过，超过正常制约的程度，使事物之间失去了正常的协调关系。相侮又称反侮，有恃强凌弱之意。相侮是指五行中的任何一行本身太过，使原来克它的一行，不仅不能去制约它，反而被它所克制。

五行生克是确定治疗原则和确定治疗方法的理论依据。根据相生规律有"虚者补其母，实者泻其子"的治疗原则。根据相克规律在治疗上同时采取抑强扶弱的手段。

三、脏腑经络是辨证处方选穴的理论依据

1.五脏六腑

心、肝、脾、肺、肾合称五脏。五脏主"藏精气"，即生化和贮藏气血、津液、精气等精微物质，主持复杂的生命活动。胆、胃、小肠、大肠、膀胱、三焦合称六腑。六腑主"传化物"，即受纳和腐熟水谷，传化和排泄糟粕，主要是对饮食物起消化、吸收、输送、排泄的作用。

人体以五脏为中心，以六腑相配合，以气血精津液为物质基

础，通过经络使脏与脏、脏与腑、腑与腑密切联系，外连五官九窍、四肢百骸，构成一个统一的有机整体。如胆、胃、小肠、大肠、膀胱、三焦等六腑，为五脏之表；脉、皮、肉、筋、骨五体，为五脏所主；面、毛、唇、爪、发五华，为五脏所荣；舌、鼻、口、目、耳及二阴五官九窍，为五脏所司；喜、忧、思、怒、恐五志，为五脏所生；神、魄、意、魂、志五神，为五脏所藏；汗、涕、泪、涎、唾五液，为五脏所化等。它们又与五脏一起分属于五行，并按照五行生克制化、乘侮胜复及五行互藏的规律而运动变化。

孙重三流派以五脏六腑系统理论为依据，指导临床辨证与治法确立。首先，根据症状确定病位与病性。例如，急惊风责之于小儿心火肝热，慢惊风则多因小儿脾虚气弱。寒泻为寒凝中焦，热泻多由肠胃积热。然后，根据病位与病性的不同采用不同的治疗方法。急惊风用掐中冲、掐人中、掐威灵、开天门、拿后承山、拿委中泻热开窍，慢惊风用推三关、掐五指节、运八卦、天门入虎口、推运三阴交健脾缓急。寒泻用多推三关、运八卦、补脾土等以温中散寒，热泻用多退六腑、清脾土、清肾水等以清肠泄热。

2.经络

十二经脉及其分支纵横交错，入里出表，通上达下，相互络属于脏腑，奇经八脉联系沟通十二正经，十二经筋、十二皮部联络筋脉皮肉，从而使人体的各个脏腑组织器官有机地联系起来，构成了一个表里上下彼此紧密联系、协调共济的统一体。

经络不仅有运行气血的功能，而且还有传导信息的作用。人体各个组织器官，均需气血濡养，才能维持正常的生理活动。而气血通过经络循环贯注而通达全身，发挥其营养脏腑组织器官、抗御外邪保卫机体的作用。同时，经络也是人体各组成部分之间的信息传导网，脏腑功能活动的变化也可通过经络而反映于体表。

孙重三流派依据经络运行气血、沟通全身的作用，运用恰当的推拿手法，作用于局部，激发经气，刺激沿着经脉传于体内有关脏腑，使该脏腑的功能发生变化，从而达到疏通气血和调整脏腑功能的目的。

总之，天人合一、阴阳五行、脏腑经络等理论形成了一个完整的体系，在此理论指导下，孙重三流派对小儿的生理特点、病因病机、辨证立法、处方用穴、推拿施治、养生保健等环节有了认识依据和规范，使本流派的理论体系与具体的临床实践相统一，显示出了强大的生命力和包容性，为小儿推拿的进一步发展提供了充分的准备。

第三节　孙重三流派对小儿生理病理认识

一、脾胃稚嫩，易停积生痰

胃主受纳、腐熟，脾主运化升清，脾胃为后天之本，脾健胃强，则气血津液生成充足，小儿生长发育所需营养物质丰富，因此脾胃是气血化生之源。

小儿脾胃稚嫩，无论胃容纳量，还是消化吸收能力，都较成人为弱，尤其难于克化肥甘厚味、生冷干硬食物，而小儿生长发育所需营养物质较多，故而小儿脾胃的负担较重。

如果饮食过饥过饱或添加辅食不当，胃受纳功能下降则易造成食积，进而发生呕吐、厌食；脾的运化转输失常，则水湿内停、发作腹胀、腹泻。日久脾胃功能受损，更加影响饮食消化吸收，气血生成乏源，身体脏腑器官、四肢百骸失于濡养，使得小儿生长发育缓慢，体质渐弱，疾病丛生。

二、肺脏娇弱，易伤难复

肺主气，司呼吸，外合皮毛，开窍于鼻，与外界环境直接相通，因而外界环境的变化最易干扰肺脏功能，且肺为娇脏，喜润恶燥，易为寒热所犯，因此小儿肺脏最易感受外邪。如果外邪侵犯肺系，则肺之呼吸受阻，发为鼻塞、流涕、咳嗽；固护肌表失职，则发热恶寒。

肺为华盖，五行属金，肃敛为顺，因此肺脏承接脾转输津液，与呼吸之气相合，灌注于心，输之于脉，肃降灌溉全身，脏腑百骸才得以充养。因此，肺脏为气血传输的重要场所。若肺脏因外邪侵袭或脏腑功能失调，导致肺气不畅，气血津液传输之职难行，则痰浊内阻，肺气闭塞，发为肺炎喘嗽，甚则痰阻心脉，出现心血痹阻或心阳欲脱的危候。

肺病日久，肺气虚弱，又会出现多汗易感，鼽涕鼾喘等症状，病证缠绵难愈。

三、心肝始萌，筋脉柔弱

心主血脉，心气推动和调节血脉循行于脉中，周流全身，发挥营养和滋润作用。心气强健，推动血液运行的生理功能正常，气血运行通畅，全身的生理机能正常，表现为面色红润而有光泽，脉搏节律均匀，和缓有力。

心五行属火，心气不足则不能温煦四末，且常有自汗出；心火过旺则心烦躁扰，谵语神昏，甚则昏不识人；心血不足则表现为面色不泽，口唇苍白；心阴不足则多梦心烦，手足心热；心血气两虚，推动血液运行的功能减低，还可见心慌心悸，面色无华，脉虚无力等；心脉痹阻则表现为紫绀，胸闷，面色灰暗，口唇青紫，脉搏节律不整。

肝主疏泄，五行属木，为机体升清发越、阳生阴长的内在动力。肝气极则气火亢旺，克损脾土，而出现好动易怒，毛发稀黄，疳积消瘦；肝气郁则气机不畅，怫郁懒动，多痰肥胖。肝主筋，为维系四肢关节稳定的重要组织，若幼儿肝阴不足，或肝风亢旺，则筋脉拘挛，抽搐不宁，现惊风之症；肝开窍于目，肝血不足则视物不清，目涩睛迷。

四、肾主先天，固精充脑

先天之精得之于父母，肾主藏精，故肾为先天之本，肾精充沛则能生髓充脑，因而婴幼儿智能发育全赖肾精充养。若先天肾精充沛，则小儿反应灵敏，智能正常，学习速度快。若先天肾精不足，则小儿反应迟钝，学习速度慢。

肾五行属水，为水液代谢重要场所，肾气蒸化，则水津上承心火，膀胱开合有度。肾气不足，气化失常，则水津留止，发为水肿癃闭。

肾主骨，主生长发育。婴幼儿期是生长发育的重要时期，肾精充足，则骨骼粗壮，生长速度稳定，若肾精不足，则骨软髓空，生长乏力。

第四节　孙重三流派对小儿病因病机认识

一、外感病病因

五运交替带来自然界的六气更迭，阴阳往来与寒暑变化相随，春温、夏热、暑湿、秋燥、冬寒。正常情况下，风、寒、暑、湿、燥、火是自然界六种不同的气候变化，称为"六气"。一年四季气候各有不同的特点，即春多风、夏多暑（火）、秋多燥、冬多寒、长夏多湿。

人是自然界的一分子，人与自然息息相通，人体的气机变化与天地相应。机体通过自身的调节，对六气有一定的适应能力，一般不会使人体发病。

当气候变化异常，六气太过或不及超过了一定限度，就成为六淫。人感六淫之邪，则发为外感病。譬如，感温热之邪则发为温病，感风寒之邪则发为伤寒中风。小儿感冒发热、咳嗽大多与感受六淫之邪有关。

六淫致病与人体的调节能力密切相关。当人体的正气不足，抵抗力下降时，风、寒、暑、湿、燥、火乘虚而入，导致人体发生疾病。若人体的正气充盛，虽然六气有太过或不及，人体仍能及时调节而不发病。因此，是六气还是六淫，主要与机体的正气强弱有关。

二、内伤病病因

1.饮食不节

乳贵有时，食贵有节。小儿脾胃稚嫩，功能不足，加之饮食不知自节，故易出现脾胃功能失调。饮食过量，则胃之受纳腐熟、脾之运化升清功能受损，而发生呕吐、腹胀、腹泻、积滞等病。饮食不足，则气血生化乏源，出现多汗、易惊、夜啼等病。过食肥甘厚味，阻碍脾之运化之力，化为痰湿，小儿易生肥胖、乳蛾、哮喘之病。过食辛辣炙煿，易于化火，出现口舌生疮、目赤肿痛、牙龈红肿、便秘等病。

2.先天不足

肾为先天之本，若小儿胎禀不足，肾精亏乏，则脑髓不得充养，出现智力呆钝、囟门不闭、五迟五软、遗尿等病。先天之精不足，肝肾阴亏，水不涵木，则易出现惊风抽掣、瞬目干涩等病证。先天肾水不足，水不济火，则出现失眠多梦、五心烦热之症。

3.久病体虚

久病易致气血亏损，阴阳不调，出现各种虚损症状。气虚则疲乏无力，易出汗，易患感冒等；脾胃气虚还可表现为大便溏薄，消化不良，食欲减退，食后腹胀等。血虚可见面色苍白或萎黄，指甲发白，口唇颜色泛白，常常睡眠不安，生长发育迟缓。阳虚可致手足不温，畏寒喜暖，面色苍白，小便清长。阴虚可致形体消瘦，发育迟缓，手足心热，盗汗，大便秘结。

三、五脏病机传变规律

在中医"脏腑学说"中，有五脏配五行的相关内容。肝属木，心属火，脾属土，肺属金，肾属土。五脏之间也有顺次相生、隔一相克的关系。内伤病多因脏腑功能失调、五脏生克相倾而发。

1.相生传变

因五脏间的相生关系，一脏受病，多会影响到其余四脏。比如脾肺为母子相生关系，脾虚则易致肺气虚损，故而久泻患儿易出现痰湿阻肺的症状；同样，肺脏受病也会引起脾的病变，较严重的咳嗽患儿多会出现大便溏泻的症状。

2.相克传变

五脏间存在相克关系，运用五行间的相乘相侮理论，来论述五脏间病理上的相互影响。五脏相乘表现为肝病传脾、心病传肺、脾病传肾、肺病传肝、肾病传心。五行相侮表现为肝病传肺、心病传肾、脾病传肝、肺病传心、肾病传脾。传统所言木火刑金、水火失济、土壅木郁即属此类。

第二章　孙重三流派诊法

诊断是指医生针对患者的痛苦，采取种种方法，明确地做出对疾病的判断，进而采取正确的治疗方法，以解除患者痛苦。疾病的康复，有赖于正确的治疗，而之所以能正确治疗，是建立在正确诊断的基础上；反之，若没有正确的诊断，就不可能有正确的治疗。因此，每位医者必须充分认识到诊断在整个医疗工作中所占的主导地位。

孙重三流派的诊断方法，主要是运用四诊，通过医者的直觉观察，收集疾病的各种症状，再运用八纲辨证，对疾病的性质、发展与转归，做出正确的判断。所谓四诊，即望、闻、问、切，是用来获取疾病信息的具体方法。所谓八纲，即阴、阳、表、里、虚、实、寒、热，是用以归纳证候、分析病情的理论指导。因此，在整个诊断过程中，对错综复杂的病情，千变万化的症状，必须通过四诊、八纲的诊察、归纳，才能掌握它的发生、发展规律，并依此做出正确处理。

在诊断过程中，四诊缺一不可，但望诊居其首，于儿科尤为重要。因婴儿口不能言（古称哑科)，稍大的即使能言，也不确凿，故难行其"问诊"之工。又因小儿的手腕短小，三部莫分，虽可以一指定三关，但终难施"切"诊之巧。因此，孙重三流派诊断儿科疾病，多从"望""闻"中仔细求寻，更参以"问""切"，再结合腹诊、察看手纹，方可达到正确诊断的目的。兹将该流派四诊特色方法简述如下。

第一节　望诊

望诊是通过医者的视觉，观察患儿神色形态的异常变化，经过分析、判断，掌握疾病发展与转归规律的一种方法。

一、望神气

"神气"是生命机能的表现，所以观察患儿有无神气，神气的有余不足，神气的清醒和昏愦，对推测疾病的转归预后有重要的意义。所以古人说："神气为一身之主，神清气爽，神完气足，主清吉，神夺气移，神疲气浊，主夭亡。"

1. 得神与失神

《素问·移精变气论》云："得神者昌，失神者亡。"明确指出了神气的有无，是生死的根本，临床上不可不仔细观察。不仅成人如此，小儿也是这样。所以临床上见到患儿目光神采，声音清亮，肌肉不削，气息如常，二便不脱，这是神气存在的征象。像这样的患儿，病势虽重，但是危险不大。反之，若目暗睛迷，形羸色败，喘急异常，泄泻不止，或大肉已脱，或循衣摸床，这是神气离决的征象。像这样的患儿，即使病势看似不严重，但稍遇有变化，就要危及生命。

2. 神气清醒与昏愦、有余与不足

患儿寒则神清，热则神昏，实则神有余，虚则神不足，寒盛则气必静，热盛则气必粗。

通过临床望神气，对判断小儿疾病之寒热虚实，以及预后转归等，确有参考价值，但必须结合其他诊法才能更臻完备。

二、望面色

1.面部色泽反映脏腑气血盛衰

内脏有了变化，必定要表现于外，而形之于五色。观察患儿面部颜色的润泽和枯槁，来推测其内脏的变化和预后，这是古人长期的经验积累，根据《脉要精微论》所提出的出现于面部的五色，是脏气精华的表现，就不难理解这一点。因此若小儿面色润泽，则气血充盛调和，面色枯槁，则气血不足或不畅。

2.五部五色主病

面分五部，左腮为肝，右腮为肺，额上为心，鼻为脾，颏为肾，分别对应青、白、赤、黄、黑五色。正常情况下五部五色隐隐，若某部位色泽异常鲜明或异常暗淡，则提示相关脏器机能异常。

五色主病，是面部望诊的主要内容。孙老概括为"面青为惊风，面赤为火热，面黄为伤脾伤食，面白为虚为寒，面黑为痛多属恶候"。除此之外，面色青还提示寒证、痛证、瘀血证。寒凝则气滞血瘀，经脉拘急收引，故而发青，经脉瘀阻，不通则痛。面赤为热，细分又有面赤且隐现青色，双目窜视，为热极生风；午后颧红，多为阴虚内热；若两颧艳红，四肢厥冷，冷汗淋漓，为虚阳上越的真寒假热。面白为虚为寒，细分又有面白浮肿为阳虚水泛；面白无华，唇淡色白，多为气血虚；面色苍白，鼻流清涕为外寒；若面色惨白，四肢厥冷，多为阳气暴脱，可见于脱证。面黄除为伤脾伤食外，面色黄而鲜为湿热内蕴，面色黄而暗浊为寒湿内蕴。除此之外，新生儿出现面目黄染，2~3周自行消退的为生理性黄疸，不属病态。面黑为痛甚、寒甚的危候。若阴寒盛极，肾阳虚衰，或寒水不化，经脉拘急，面部呈黑色。面部青黑，伴腹痛呕吐，为药物或食物中毒之象。不论新病旧疾，面现黑色，皆属重病。

3. 面色与疾病预后

泻痢者面不宜赤，咳嗽者色不宜青，感风寒者面色红，伤积滞者面色黄。脾气旺于四时，故四时应以黄为主色，但必如罗裹雄黄，不宜如黄土。

总之，患儿面色润泽有神的为新病，其症轻；枯槁无神的为久病，其症重。除此之外，因各脏有其独特色泽，若本脏病出现其不胜脏器的颜色时，预后不佳。

以上为察色之大要，但必须结合其他诊法，对诊断才能得出正确的结论。

孙老常强调"天人合一"，小儿面部皮肤娇嫩，血运丰富，因此随着季节、气候等外部环境的变化而改变，春天多现微青色，夏天多现微赤色，秋天多现微白色，冬天多现微黑色，但黄色为四时主色，以上四色均在红黄明润的主色下隐隐透出。

三、望眼

1. 目为肝之窍，用于察肝气的盛衰

肝开窍于目，凡黑睛圆大，神采奕奕，为肝肾气血充盛，病情轻而易愈。若出现眼眶陷下，两眼上视、直视，视而不见，目珠不转者，是肝肾衰败，精气将绝的表现。

2. 察目可用于全身疾病的诊断

脏腑之精皆系于目。凡风寒感于外，乳食伤于内，以及脏腑一切疾病都无不见于两目。若见哭而无泪，多属脱水重症；若见眼睑结膜色淡，为血虚之象；巩膜色黄，为黄疸，乃湿热蕴遏；

目赤而痒，多为肝经风热；白珠色赤，为阳热；眼结膜干燥，频繁眨眼，多为肝血不足，证属肝疳；睡时露睛，多属脾虚。眼睑浮肿，为阳虚水泛之证。目赤汪泪，须防出疹。又如：患儿两目直视的多属热病，白膜遮睛的多属疳疾。开目欲觅人的病多属阳，闭目不欲见人的病多属阴。

3.察目可用于推测疾病的轻重和预后

如睛珠黑光满轮者，虽有疾病，亦易痊愈；如白珠多，黑珠昏蒙，睛珠或黄或小者，则病必缠绵难愈。若见瞳孔缩小或不等，或散大而无反应，病必危重。戴眼反折的，为阳绝之候；视不见物的，为阴脱之候；眼眶忽然陷下的，为脏气已绝之候；眼睛忽然不明的，为脱阴脱血之候。怒目而视的是肝气盛，瞳孔散大的是中气虚。勇视而眼珠转的是肝风内动，直视而眼珠不转的是肝气将绝。以上多为危急不治之症。

总之，五脏六腑之精气，皆上注于目而为之精，正如《灵枢·四时气》所说："视其目色，以知病之存亡也。"又《世补斋医书》说："凡病者至危时，必察其两目。"都说明了这个道理。因此，应在这方面多加钻研，使它在诊断、治疗上发挥出更大的作用。

四、望舌

舌为心之苗，凡脏腑寒热之气，无不见于舌。舌诊包括望舌本和望舌苔。舌本是指舌的本质，包括舌的颜色、形态；舌苔是指舌面的苔垢。如《辨舌指南》说："辨舌质可辨五脏之虚实，视舌苔可察六淫之浅深。"因此，望舌对儿科疾病的临床诊断都有重要意义。

1.望舌苔

验舌之有苔无苔，可以知邪在表在里。凡舌润如常而未生苔的，是邪尚在表；苔白而滑的，是邪已入里。苔灰而薄的邪轻，苔黑而厚的邪重。苔渐退的邪亦退，苔渐进的邪亦进。苔黑而谵语者属热；苔黑而润，无谵语者属寒。

苔白而中间黄者，是邪入于胃；苔干边白而中心黑者，其病多危。苔黄而滑者，是内热尚轻；苔黄而干者，是内热已盛。舌苔由薄白润泽，渐黄而糙老乃至燥裂，为热病逐渐加重伤及阴津。舌苔白腻而厚为痰食积蕴中焦，舌苔花剥则为胃阴不足。

2. 望舌色

察舌之或白或赤或紫或黑，可以诊病之寒热虚实、轻重安危。舌无苔而淡白者属寒；舌有苔而厚白者属热；舌白而润者属寒；舌白而干者属热。初生小儿舌苔白滑而薄，名曰乳苔，不可与病苔混同。舌质淡白为气血两虚；舌质由淡转红绛，为热由轻转重；舌红而更有裂纹者，为热毒炎上而伤阴；舌淡红而中有红点者，为君火燔炽。舌质紫暗有瘀斑为瘀血阻滞。舌黑有虚、寒、实、热之分，虚寒者舌必润，实热者舌必燥。

3. 望舌体

舌体的胖瘦体现了阴阳的盛衰，阴虚者舌体干瘦，阳虚者舌淡胖。舌体的灵活与否体现了津液的盛衰。津液少则舌蹇难以伸缩。舌体肿大而硬，吐出唇外，缓缓收回甚或不能转动且舌色鲜红，为心脾积热的木舌；舌出口外，来回转掉不宁，是心气不足或智能低下。小儿弄舌者主热，如久病未愈而弄舌者多凶。

总之，望舌在临床诊断上，尤其对热病的诊断，有很大的参考价值，历代在这方面，有很多发挥。为了进一步钻研，还应当阅读古今有关这方面的资料。但在验舌时，对食物和药物的染色，尤应注意，不可不辨。

五、望鼻

鼻为肺窍，故鼻孔干燥的为肺热，若燥黑如烟煤的为热极。鼻流清涕的为风寒袭肺，流浊涕的为风热犯肺，鼻干无涕为肺燥，鼻衄或鼻内生疮糜烂为肺热上炎，灼络动血之象。清涕化浊为由寒化热。鼻准属脾，红燥的为脾热，惨黄的为脾败。肺气升降出入受阻则会造成鼻翼扇动。鼻翼扇张以及出气多入气少的多属难治之症。但鼻翼扇张有虚实新久之分，不可不辨。如初病即见鼻扇的，多为邪热风火壅塞肺气所致；如久病鼻扇，并见喘息出汗的，为肺气欲绝之候。

六、望耳

两耳为肾之窍，又为少阳经脉所过的地方，所以耳色枯焦的，主肾水涸竭，多属危症；耳上起青筋的，主肝风内动，发为瘈疭。若暴病耳痛、耳肿、耳聋的，皆主胆经疾。证属外感则两耳或冷或热，证属内伤则或暗或滞。耳痛、肿、流脓或听力下降为肝胆火盛。小儿若有以耳垂为中心的弥漫性肿胀，为腮腺炎的表现。

七、望唇口

经曰："脾胃之华在唇四白，四白者，唇之四际白肉也。"唇色反映脾胃生化的能力。所以临床上见到小儿唇红而吐的，是胃热；唇白而吐的，是胃虚；唇色正常而吐的，作为伤胃论。唇缩不能盖齿的，是脾绝。口角流涎的，是脾冷。凡唇燥裂的，主热。唇口肿赤而齿焦的，是热极。唇红如丹的，为发渴之候。若红甚焦黑的，其病多危。

口噤不语的，为痉厥。口唇㖞斜的，为风证。口与鼻呼吸气粗，而且疾出疾入的，为外感邪气有余。若呼吸气微，徐出徐入的，为内伤正气不足。小儿口如鱼嘴尖起或口中气出不返以及环口黧黑的，均属难治和不治之症。口腔黏膜破溃糜烂为脾胃积热。两颊黏膜有白点，周围绕有红晕，为麻疹黏膜斑。牙龈红肿为胃热。

咽喉位于口腔的深部，是呼吸和进食的要道。咽红为肺胃热盛。乳蛾肿大且红是外感风热或肺胃热上蒸，不红是痰瘀互结。

八、望手足

望小儿手足形态，对诊断也有帮助。如指甲青的，为心痛；爪甲为肝之余，指甲黑的，为肝绝；手足抽搐，脊强反折的，为痉病；伸足仰卧的，为热证；蜷足俯卧的，为寒证。若热邪伤津耗气，四肢爪甲为之屈伸不利，耗损至极则手足搐搦。热甚则神志昏愦，四肢不受神志支配而动态失常，出现十指屈伸不定、手如数物之状。

爪甲需要气血充养，十指前端膨大，指甲青紫，为杵状指，是心脏气血瘀阻的表现。指甲脆薄苍白为气血不足的表现。双足尖交义前伸，状如剪刀，是脑瘫的常见表现。自出生后双足内翻或外翻，踝部活动受限，是先天足部畸形的表现。

凡小儿久病手掌肿而无纹，或抽衣撮空，或循衣摸床，或手撒不收，均属危险证候。

九、望指纹

指纹与寸口脉相通，故诊查指纹能代替诊脉。宋代儿科名家钱仲阳将食指的第一、二、三节的桡侧，分为风、气、命三关，下节为风关，中节为气关，上节为命关。根据三关脉纹的形态颜色，用于诊断小儿疾病的轻重安危，有重要的参考价值。

1.看纹察色

（1）指纹的淡滞：指纹的浅淡与浓重，是辨正虚与邪实的依据。若病邪遏郁，营卫阻滞，升降羁留；指纹推之涩滞，绝无流利现象的，是由饮食风热相搏，属于实证。

（2）指纹的长短：指纹自风关至命关，愈长则病邪愈盛，病情愈重。若纹见风关，是病邪初入，其病尚轻；若纹见气关，是邪气正盛，其病已重；若纹见命关，是邪充经络，其病更重，且多为危殆不治之症。若指纹自下而上，邪则自浅而深，病则自轻而重。

（3）指纹的浮沉：指纹的浮沉是判断病位在表在里的依据。这是因为指纹与寸口太渊脉相通，所以也叫脉纹，就是手太阴经脉，从腕后出食指之端，交于手阳明的一条支脉。因此，外邪在皮毛腠理之间，太渊脉浮，指纹也必显露于外，这时所出现的症状属于表证，及至病邪入里，太渊脉沉，这时指纹亦必沉伏于内。指纹有浅深之别，故病变的部位，也有所不同。如纹见半沉，是邪在胃经，纹见极沉，是邪在胃腑。

（4）指纹的红紫：指纹的红紫，是分析机体寒热变化的依据。若纹色红黄相兼，隐隐不显，是平安无病的现象；如纹见红色，多因寒邪初入皮毛，经络乍滞，以致纹见红鲜，为寒证。纹见紫色，由于热壅经络，阻其升降之道，以致指纹见紫，为热邪炽盛。又如小儿皮肤苍白，唇色惨淡，若见指纹淡红的为虚寒，淡紫的为虚热。总之，这类的纹色都是见于平素体质欠佳、中气不足的小儿，所以不论新病久病，均属虚证。

（5）指纹的曲直：指纹直的多属热证，指纹曲的多属寒证。

2.诊指纹法

令人抱患儿立于向光的地方，医者用左手握住患儿食指，右手拇指侧面蘸清水，由患儿食指的命关推向气关、风关，指纹愈推愈显，从而观察变化，推求病情。

望指纹虽是临床上辅助诊断的一种重要方法，是古人的经验积累，不容忽视，但有时也会出现指纹与临床表现不符的情况，需四诊合参，舍纹从症，以确保辨证的准确。

十、望形态辨寿夭

由于小儿的禀赋不同，因而其强弱寿夭也有差异。如发育健全，营养良好，体形正常的小儿，则必健壮无病，反之，则必体弱多病。

1.头面五官

小儿头角丰隆，知其阳固而秘，髓海足也。目为肝窍，耳为肾窍，鼻为肺窍，口为脾窍，七窍无缺，形象全矣。凡颅解项软者，阳衰于上。若见小儿鼻孔干燥者，为肺枯。唇缩流涎者，为脾冷。发稀少者，为血衰。颈项软者，为柱折。儿面散见青紫之筋，多属风热之证，兼之形枯色灰，泻利无时，此表里俱虚之疾。

2.腰背四肢

背为脏腑之气输注之所，因而脊背平满，知其脏腑实也。胃为水谷之海，居于腹上，故腹皮宽厚，知其水谷盈也。脾主肉，故肉实者脾足；肝主筋，筋强者肝足；肾主骨，骨坚者肾足；心主血脉，血脉强者心足；肺主皮毛，皮毛润泽者肺足。兼之脚健而壮，项长而肥，睛明而黑者，根本固也；肌肉温润，荣卫调也。更见面妍如桃，发黑如漆，气血足也。小便清长，大便滋润，里气和也。腨小脚蜷者，阴衰于下。若小儿肌瘦形消，发稀面枯，囟门逾期不合，筋蜷项软，姿态呆滞，必为禀赋不足，营养失调。

3.形态动作

不同的疾病常有不同的姿态，通过动态望诊可查知。如小儿喜伏卧，为乳食内积。躯体蜷曲，两手捧腹，翻滚哭闹，多为腹痛。颈项强直，四肢拘挛，角弓反张，为惊风。端坐呼吸，胁肋凹陷，哮吼痰鸣，多为肺炎喘嗽或哮喘。

总之，望形态辨寿夭，是古人的经验积累。我们把它运用到临床实践中去，对判断小儿的易养或难养，的确有很大的现实意义。

第二节　闻诊

闻诊是依靠医者的听觉和嗅觉，以探求患儿的声音、气味有无异常变化，并结合其余三诊，加以分析、归纳，对疾病得出明确结论的一种方法。《素问·阴阳应象大论》说："视喘息，听声音，而知所苦。"《难经》说："闻而知之者，闻其五音，以别其病。"因此，闻诊在四诊中也很重要。

一、听声音

古人的经验，以五声为五脏的外应，的确我们在临床上也体验到这一点。例如，某些患儿，内脏有了病变，他所发出的声音，也必然随之而改变。因此，根据他声音的改变，就可以得出疾病表里寒热虚实的结论。

1. 辨内伤外感

凡寒热并作，语声重浊，前轻后重，壮厉有力的，属外感有余之证。若寒热间作，口鼻气短，少气不足以息，语声先重后轻，气怯声低的，属内伤不足之证。

2. 辨虚实

听语声的高低急缓，可辨邪实正虚的程度。发言轻微的是正气不足，语声壮厉的是邪气有余，哭而多泪的属实，哭而无泪的属虚。喘粗、气热的为有余。喘急、气寒的为不足。鼻塞声重而喷嚏的为表邪实。言语轻迟而气短的为中气虚。至于小儿惊风、神识昏迷、牙关紧闭、不能言语的，也有虚实寒热之分，应当根据其他症状，详细地加以辨别。

3. 辨寒热

凡小儿病，多语身热的属阳、属实，病在经络。懒语身凉的属阴、属虚，病在脏腑。呕吐酸苦的为肝经有热。嗳逆冷气的为胃中有寒。若狂言而有焦躁现象的为邪热炽盛。神识昏迷而口中谵语的为热犯心包。

4. 辨诸痛

临床上根据患儿所发出的呻吟声，再根据其他症状和其余诊法所得的资料，便能推知其痛苦的所在。如攒眉呻吟的，必苦头痛；叫喊呻吟，以手拥心的，为中脘痛；呻吟摇头，攒眉扪腮的，乃为齿痛；呻吟不起的，为腰脚痛；摇头不言的，乃为里痛。

5. 听咳嗽

听咳嗽声音辨病性病位在临床极为常用。如咳嗽声清扬且伴流清涕，为外感风寒。咳声重浊，伴吐少许黄痰的，为外感风热。咳声嘶哑，如犬吠的，为喉炎或白喉。晨起咳嗽，痰声辘辘的，为痰湿阻肺。夜间咳甚，痰少的，为阴虚内热。

6.辨五脏病候

凡嬉笑不止、言语无绪的为心病。气促气浊、痰咳哮喘的为肺病。狂叫多呼、怒而骂詈的为肝病。声颤如歌、气不足息的为脾病。欲言不言、语声轻微而多畏惧的为肾病。五脏病候，虽然这样分辨，但仅是指一般情况而说的，至于病有新久，邪有深浅，更有合病、并病等不同，所以疾病所表现的症状，也就不能与上面所谈的绝对一样，因此还必须通过长期的临床实践，"精心体验"，然后才能"积久成通"。

二、嗅气味

根据患儿的呼吸气息，以及排泄物如鼻涕、大小便等所发出的异常气味，对诊断某些疾病，确有很大帮助。

嗅口中气味可知胃腑的寒热虚实。如口喷秽臭之气的患儿，属胃腑有热的则为热臭气，有宿食的则为酸臭气，患牙疳的则为腐臭气。

嗅鼻中气味可知肺胃寒热虚实。鼻流浊涕，有腥臭的为脑热鼻渊，无腥臭的为外感风寒。

嗅大便气味可知肠腑的寒热虚实。如大便有酸臭气的，为肠有积热；有生腥气而清冷的，为肠中有寒。嗅小便气味可知膀胱的寒热虚实。若小便臭浊黄赤的，为膀胱积热，清白不臭的，为膀胱虚寒。

嗅呕吐物气味可知胃中寒热虚实。呕吐清稀无臭的为寒吐，呕吐秽浊难闻的为热吐，呕吐酸腐夹杂不消化食物的为伤食吐。

第三节 问诊

问诊是收集病史、了解病情的重要方法，由于婴幼儿不会说话，较大的儿童也难以用语言正确表达自己的病情，因此，除年长儿可自行陈述外，儿科问诊的对象主要是患儿亲属或陪同人员。问诊主要包括一般情况、主诉、现病史、既往史、个人生活史、家族史六个方面，询问时，应根据就诊对象，采取有针对性的询问，并围绕主诉，结合儿科的发病特点进行询问。

一、问疾病的开始及转变的情形

询问疾病的发生与转变过程，可大致了解患儿的疾病演变规律。如发病即见头痛恶寒发热的，为病邪在表；如开始发病，即见腹痛呕吐泄利，手足逆冷的，为病邪在里。又如，先喘而后胀满的，主病在肺；先胀满而后喘的，主病在脾。

询问症状的发作规律，可知病证的阴阳属性。如患儿白天烦躁，夜里安静的，是阳邪为病；反之，夜里烦躁，白天安静的，为阴邪为病。如患儿好静恶动的，为正气虚；烦躁不宁的，为邪气实。

问疾病的诊治过程，可对后续的诊治提供参考。如病有热象，用寒药治疗却不见好转，可考虑是寒药遏阻阳气，克伐正气，使正不胜邪所致；或者本为真寒，却有假热之象，急应温阳救逆。

二、问一般情况

患儿的一般情况首先需问清，包括姓名、性别、年龄、出生

31

地、民族、就诊时间、病史陈诉、发病节气等。

其中，年龄对疾病的诊断有一定价值，不同年龄有不同的常见病、多发病，1周以内新生儿易患胎黄、脐湿、脐疮、脐风等；新生儿和乳婴儿易患鹅口疮、脐突、夜啼、漾奶等；婴幼儿易患泄泻、肺炎等；6个月以后的小儿易患麻疹，学龄前小儿易患积食、便秘、感冒、水痘、百日咳等传染病；12岁以后的疾病谱基本接近成人。

详细询问患儿的年龄对于判断其生长发育情况、诊断病证、计算用药量以及预防保健都具有重要的意义。问年龄要询问实足年龄，新生儿应问清出生天数，两岁以内的小儿应问清实足月龄，两岁以上的小儿应问清实足年龄及月数。

三、问现病史

现病史是指患儿从起病到本次就诊时疾病的发生、发展及其诊疗经过，包括四个方面的内容。

1.起病情况

包括发病时间、起病缓急、发病原因或诱因、最初症状及其性质、部位、当时处理情况等。

2.病变过程

病变过程是患儿起病到本次就诊时病情发展变化的情况。医生了解患儿的病变过程，一般可按疾病发生的时间顺序进行询问。如发病后出现哪些症状及症状的性质、程度；何时、何种情况下病情好转或加重；何时出现新的病情，病情变化有无规律等。询问病变过程，有助于了解疾病的病机演变情况及发展趋势。

3.诊治经过

诊治经过是指患儿患病后至本次就诊前所接受过的诊断与治疗情况。一般对初诊者，应按时间顺序详细询问，如起病时的主要症状，曾在何处做过哪些检查，诊断结论，经过哪些治疗，治疗的效果如何。了解患儿的既往诊治情况，对当前的诊断和治疗有重要的参考和借鉴作用。

4.现在症状

现在症状是指患儿就诊时所感到的痛苦和不适。现在症状是问诊的主要内容，是辨病、辨证的重要依据之一。

四、诊病十问

1.问寒热

寒热指发热和怕冷而言，主要问寒热的微甚进退，发作时辰与持续时间。小儿发热可通过体温表测量而知，也可通过触摸患儿的额、胸腹、四肢、手足心等部位的皮肤而感知，或询问母亲哺乳时小儿口腔的温度，呼吸时鼻息的温凉来判断小儿是否发热。

问患儿的寒热，可以辨别疾病的表里虚实。病邪在表，则无论发热与否，必有恶寒、无汗或汗出不畅。如患儿发热、恶寒、无汗或恶风、自汗出的，大多是外感风寒，病邪在表。病邪在里，往往是单寒不热或单热不寒。如发热，汗出不解，更见口渴引饮、便秘、溺赤的，是内有实热，病邪在里；如无表证，而身热缠绵，掌心发热，经久不退，起伏不定的，多属内伤阴虚发热；如果四肢倦怠，面色㿠白，唇淡口和，自汗出，微恶寒的，多为阳虚发热；夏季高热，持续不退，伴有无汗、口渴、多尿，秋后自平者，常为夏季热；夜间发热，胸壁手足心热，腹满不食者，多为内伤食积，积热内蕴。又，喜冷恶热的，为热病；喜热恶冷的，为寒病。

病邪在半表半里，则多见寒热往来。

小儿发热初起，往往寒热不均，表现出某一局部发热的症状，如前额、头两侧、后枕部、胸部、腹部、背腰部等的不同，用体温表测量时却温度不高，局部的发热提示了该区域存在病变，或是与之经络相连的内脏有病变，因此必须细查。恶寒则通过观察小儿姿态而知，如依偎母怀、蜷缩就暖等。

2. 问汗

小儿肌肤嫩薄，腠理疏松，清阳发越，比成人易于发汗，询问有汗无汗、汗的多少、出汗的时间等，也可以作为临床上识别寒热虚实的依据。若因天气炎热、室温过高、穿衣盖被过厚、快速进热食、剧烈运动后汗出过多，均属正常生理现象。

若在白天出汗较多，稍动尤甚，不发热者，为肺气虚卫外不固的自汗；若入睡则汗出淋漓，醒后汗止，为阴虚或气阴两虚的盗汗。发热、恶寒、无汗的则为表实，有汗的则为表虚。如果汗出以后，恶寒止而热仍不退的是邪已入里。若动辄乏力汗出的，则为阳虚自汗；大汗淋漓，面色苍白，四肢厥冷，为阳气欲脱。又汗出而恶寒的，属于表证；汗出不恶寒而恶热的，属于里证。温邪犯肺者汗出质黏不畅，故虽有汗而热不除；内热炽盛者常大汗出而易伤阴；里有燥便，亦会迫津为汗。若汗出如油的，谓之绝汗，多为不治之症。

3. 问头身

较大的儿童能诉说头痛、头晕及身体其他部位的疼痛和不适，较小儿童可从望形态、闻啼哭中了解。头痛而兼发热恶寒为外感风寒；头痛呕吐，高热抽搐，为急惊风；头晕而兼发热，多为外感；头晕而兼面白乏力，多为气血不足；肢体酸痛而兼发热，或为外感，或为邪阻经络。关节疼痛，屈伸不利，常为痹证。

4.问二便

二便是身体排泄废物的主要部分，所以古人把二便比作一身的门户，并且提出无论察内伤、外感，都应当问明二便的情况，借以了解病情的寒热虚实。患儿大小便的数量、性状、颜色及排泄时的感觉，有些可以从望诊中获得，有些可通过问诊获得。

前阴通膀胱之道，小便的颜色、清浊反映了膀胱和机体的寒热偏性，小便的总量反映了肺、脾、肾、膀胱的气化强弱。一般来说，临床上小便黄赤的属热，清白的属寒。但泄泻的病人，小便亦必少而黄，发热而邪未传里的，小便亦必清而长。小便刺痛，滴沥不畅，或有砂石排出者，为石淋。至于小便黄赤混浊而不利的，为湿热；清白频数而自遗的，为气虚。若患热病而小便逐渐清长的，是病情已有好转的趋势。

后阴开大肠之门，大便颜色、气味可反映胃肠和机体的寒热偏性，大便的质地反映了脾的运化强弱。例如，大便秘结，干燥难解，多属实热；大便稀薄，泄泻不止，多属虚寒。又如大便稠黏、酸臭，大多属热；清稀腥臭，大多属寒。便秘而兼见实热脉症的，为阳结；便秘而兼见虚寒脉症的，为阴结。便泻清冷，完谷不化，兼见虚寒脉症的，为寒泻；暴注下迫，肛门灼痛，兼见实热脉症的，为热泻。大便次数增多，里急后重，泻下赤白黏冻者，多为痢疾。便中有蛔虫，或检验大便见有虫卵者，为蛔虫病。

5.问饮食

食欲反映了胃的受纳能力，不食或能食而胀的原因在于运化乏力或阻滞不降。如饮食如常的，是胃气未伤。不思饮食，或进食量少，兼见面白神疲，为脾胃虚弱；腹部胀满，纳食不下，或兼呕恶，为乳食积滞；不欲饮食而大便秘结，或频频嗳气的，为胃肠有滞。饥不能食，胃中嘈杂，为痰火内阻。多食易饥，形体反瘦，为胃火内炽。至于能食善胀，为胃强脾弱；食入胀闷，为气滞食阻。凡胃痛、腹痛得食稍安的，多属虚证；得食更甚的，多属实证。嗜食异物，多为疳证、虫证。

饮食的寒热喜恶反映了脾胃的寒热需求。饮食喜热的，为肠胃有寒；饮食喜冷的，为肠胃有热。饮食偏嗜是造成诸多疾病的隐患，如多食辛辣烤炙的食品易生内热，多食生冷易伤中阳，多食肥腻厚味和含糖食品易生痰湿。如果小儿饮食有偏，常伴有体质的变化。

6.问口渴

口渴与饮水反映了机体对阴液的需求程度，分为口渴饮水量多、口渴饮水量少、不口渴三种情况。口渴欲饮，而且饮量较多的，谓之真渴，此阳邪入里，内热燔炽；若口虽渴，而饮不欲下咽的，是谓口干，口渴饮水量又不多，一者是由于机体虽然缺水（正常的津液不得化生，即真阴内亏），但苦于水液排泄通道不畅（痰、湿、水液内阻，又无火邪灼阴，真阳又不足以化气行水），故而只可少量饮入。二者是机体仅为少量缺水，故稍稍饮用即可。若病人口中和而不渴的，此表邪尚未传里，或为里证而阳虚寒盛。又温病夹湿，虽热不渴；温病热在血分，亦不口渴。饮水的寒热则反映了机体尤其是脾胃的寒热需求。如大渴喜冷饮的，是属里热；喜热饮的，是属内寒。

7.问睡眠

正常小儿睡眠以安静为佳，年龄越小，睡眠时间越长。小儿睡中惊叫，多因惊吓所致；睡中蹬被翻转不断者多为内热蕴蒸；不食不睡多属食积内停；夜间睡眠不宁，肛门瘙痒，多有蛲虫。烦躁少眠，伴有食少腹胀、盗汗、发黄干枯稀少，多为疳积。睡眠不宁，辗转反侧，喜俯卧者，多为气血失和，胃弱食积；寐不安宁，啼哭叫扰，多为心火内亢，心神不安；睡中惊惕，梦中呓语，多为肝旺扰神，或胃不和而卧不安。睡中露睛，多为久病脾虚；睡眠不安，多汗惊惕，常见于佝偻病脾虚肝旺证。

8.疾病史

问既往史、过敏史、免疫接种史、传染病史对诊断疾病有重要的参考价值。既往史询问曾患何种疾病、发作次数、治疗情况及效果。是否有过食物、药品或其他原因引发的过敏反应等。除上述问题外，还要详细询问其父母或看护人，患儿预防接种情况，包括乙肝疫苗、卡介苗、脊髓灰质炎病毒减毒活疫苗、百白破疫苗、麻疹疫苗等，是否患过急性传染病。这对临床诊断都有参考价值。

9.问个人史

个人史包括胎产史、喂养史、生长发育史等内容。

（1）胎产史：要问清胎次、产次，是否足月，顺产或难产，接生方式，出生地点，出生情况，以及孕期母亲的营养和健康状况等。

（2）喂养史：包括喂养方式和辅助食品添加情况，是否已断奶，以及断奶后的饮食情况。对年长儿还应询问平时饮食习惯，现在的食物种类和食欲情况等。

（3）生长发育史：询问体格、智能发育方面的各项指标，如坐、立、行、语、齿等出现的时间，囟门闭合的时间，体重、身高增长情况等。

10.问家族史

询问家族成员直系血亲中有无遗传性疾病史、过敏性疾病史以及目前健康状况等。

问诊的时候，医者要有高度的同情心和责任心，态度要和蔼、亲切，并要有顺序地询问，切忌重复，引起代述人的不满。但代述人涉及与本病无关的谈话，也应尽量避免。

附　十问歌

一问寒热二问汗，三问头身四问便，

五问饮食六问胸，七聋八渴俱当辨，

九因脉色查阴阳，十从气味章神见，

见定虽然事不难，也许明哲毋招怨。

第四节　切诊

切诊是医生用手在患儿躯体的某些部位，或按或触，通过手下的感觉，以了解患儿内脏的变化和体表的反映，如脉气的盛衰、胸腹的疼痛、手足的温凉等。并配合其余诊法，经过分析、归纳，从而对疾病得出正确的诊断和结论。切诊的操作方法，可分为脉诊和触诊两部分，兹分述如下。

一、脉诊

古人有关脉诊的记载很多，内容也很丰富，但大多适用于成人。在儿科方面，因小儿气血未充，三部莫分，按脉为难，故发挥较少。

1.脉诊方法

诊小儿之脉，因手腕短小，不能以三指候之，须用一指定三关（寸、关、尺）。切脉时间需1分钟以上。小儿常易因恐惧、活动、啼哭等影响脉象，所以最好在小儿安静或入睡时进行。

2.四种脉象主病

小儿正常脉速较成人稍快，年龄越小，脉搏至数越快。初生婴儿120~140次/分，1岁婴儿110~130次/分，2~4岁小儿100~120次/分，4~6岁幼儿90~110次/分，6~8岁儿童80~90次/分，14岁以上75~90次/分，与成人相同。

小儿病理脉象主要有浮、沉、迟、数、无力、有力等6种，用以判断表、里、寒、热、虚、实，同时，应注意结、代、细、弦、滑、不整脉等病脉。

轻手着于皮肤之上而得的，叫做浮脉。重手按于筋骨之间而得的，叫做沉脉。浮脉主表，其病在外，有力表实，无力表虚，浮迟中风，浮数风热。沉脉主里，其病在内，有力里实，无力里虚，沉迟痼冷，沉数内热。迟脉主脏，其病为寒，有力冷痛，无力虚寒，浮迟表冷，沉迟里寒。数脉主腑，其病为热，有力实火，无力虚火，浮数表热，沉数里热。浮而有力风热，无力阳虚。沉而有力痰食，无力气滞。迟而有力为痛，无力虚寒。数而有力实热，无力疮痛。脉数而无力，每分钟150次以上者，多为心阳欲脱的危候。脉时动时停，节律不稳者，多为心气心阳不足。

附　总括脉要歌
太渊一指定安危，六至中和五至亏，
八九热多三四冷，浮沉迟数贵详推。

有力为阳为实热，虚寒无力里何疑，
若能留意于中取，何致亡羊泣途歧。
浮而有力实兼风，无力阳虚汗雨蒙。
有力而沉痰食害，沉而无力气凝胸。
迟而有力多为痛，无力虚寒气血穷。
数脉热多终有力，疮痍无力热虚攻。

二、触诊

触诊是利用医者的手，直接接触患儿的颅囟、颈腋、四肢、皮肤、胸腹等部位，施加轻重不同的压力，探查局部软、硬、冷、热情况以及患儿对按压的接受程度，借以确定疾病寒、热、虚、实的一种诊断方法。注意诊查时必须耐心、细心，从无痛处开始，反复对照，观察患儿表情反应，得出诊断印象。

1.诊肌表

以手轻抚患儿的肌表，则可以察知皮肤之润燥和有汗无汗，了解寒、热情况。皮肤干燥而松弛，常提示机体失水；肢冷汗多，为阳气不足；肤热无汗，为热甚所致，手足心灼热，为阴虚内热。

重手扪按，则可以分别肿胀的不同。如按之随手而起，如囊裹水之状的为水肿；按之陷而不起，皮厚而颜色不变的为肤胀。

在外科方面，更可以通过此法来辨别有脓无脓。如按患处，软而热的为有脓，坚硬而不热的为无脓。轻按即痛的，脓在浅表；重按始痛的，脓在深部。按之陷而不起的，为脓未成；按之陷而即起的，为脓已成。

2.诊腹部

腹部的软硬、喜按与拒按、按压后疼痛的程度均可用以辨证的虚实。如腹部软而喜按的，属虚属寒；胀硬而拒按的，属实属热。痛而轻微，按之莫得其处的属虚；痛而甚剧，推之坚硬不移的属实。

对寒热喜恶，以及腹壁的温度，则提示了证的寒热。喜暖手抚的属寒；喜近冷物的属热。腹部触之热重的，内热亦重；触之热轻的，内热亦轻。腹部膨胀，按之象气枕中空的，属气胀，按之有液体波动的，为里有积水。

胸胁触及串珠样突起，两肋外翻，可见于佝偻病。若左胁肋下按之有痞块，属脾肿大；右胁肋下按之有痞块，明显增大，则属肝肿大。右下腹部按之痛甚，提示有肠痈；右上腹近中线处按之痛甚，提示胆腑气血不通。脐部突起，或一侧下腹部近大腿根处有突起，伴有剧烈疼痛的为脐疝或腹股沟直疝。一侧阴囊突然变大，扪之疼痛，多为腹股沟斜疝。阴囊变大，扪之疼痛不甚，且有波动感的为阴囊水肿。

3.诊头囟

按查小儿囟门的大小、凹凸、闭合借以判断颅脑情况。囟门隆凸，按之紧张，为囟填，多为风火痰热上攻，肝火上亢，热盛生风；囟门凹陷，为囟陷，常因津液大伤。若前囟扩大、张力增高，竖抱患儿且安静时，囟门仍呈膨隆状而不凹陷，也看不到正常搏动时，则表示颅内压增高，提示脑积水。

探查颅骨的坚硬程度可判断骨骼的发育情况。若兼头颅骨软者为气阴虚损，津亏骨弱；颅骨按之不坚而有弹性感，多为维生素D缺乏性佝偻病。

4.诊颈腋

正常小儿在颈项、腋下部位可触及少数绿豆大小的淋巴结，活动自如，不痛，不为病态。若淋巴结增大，按之疼痛，或肿大灼热，提示炎症反应，可能伴有感染；若仅见增大，按之不痛，质地坚硬，相连成串，则为瘰疬。若小儿一侧胸锁乳突肌挛缩引起头颈倾斜，触摸两侧胸锁乳突肌发育情况不一，可能提示小儿斜颈。

5.诊四肢

平时肢末不温为阳气虚弱；高热时四肢厥冷为热深厥甚；手足心发热为阴虚内热。四肢肌肉结实者体壮，松弛软弱者为脾气虚弱。若筋骨痿弱，发育迟缓，坐立行走及牙齿生长均明显迟于正常同龄小儿，甚则四五岁后尚不能行走，面色不华，神倦无力，喜卧懒动，头项软弱，抬头不稳或不能抬举，则提示五迟中的立迟、行迟。若手软下垂，不能握举；足软迟缓，不能站立；肌肉松弛，活动无力则提示五软中的手软、足软、肌肉软。小儿若髋关节活动时发出"咔嗒"的声音，提示髋关节发育不良或不稳定。

在诊察过程中需要注意的是，若患儿处于哭闹、剧烈运动后、饥饿、困倦时，都要先令其调整片刻，待气息平稳后，方始诊察，以免掩盖患儿的真实状态。医师在接诊小儿时，也要做到神态安详，举止平稳，使小儿不生畏惧，故能形态自如。

第三章 孙重三流派辨证方法

一、八纲辨证

八纲即表、里、寒、热、虚、实、阴、阳，是中医辨证的纲领，所以叫做"八纲"。八纲辨证，就是把通过四诊得到的有关疾病的症状和体征等临床资料，用八纲加以分析、归纳，确定疾病的部位、性质和机体正邪的盛衰，从而对错综复杂的病情做出判断，指导治疗。为了便于鉴别疾病的表里、寒热、虚实，特附表简要说明如下：

1.表里辨证

表3-1　表里辨证

临床表现	表	里
症状	恶寒，发热，头痛，身痛，鼻塞，喷嚏，无汗或有汗等	潮热，不恶寒但恶热，烦躁，气短，腹痛，呕吐，二便闭结，或大便稀溏泄泻等
脉象、舌象	脉浮，苔白薄或无苔	脉沉，苔黄或燥或白滑

2.寒热辨证

表3-2　寒热辨证

四诊	寒	热
望	精神不振，似有睡意，喜缩脚蜷卧，畏寒，闭目不欲见人，爪甲青紫，舌质淡，或无苔或有白苔滑而湿润等	神气充实，躁动不安，喜仰卧，扬手掷足，面赤貌盛，唇干，眼赤，开目欲见人，舌质红，苔黄而燥，或生芒刺，或干黑等

续表

四诊	寒	热
闻	懒言，少气，语声无力，痰多而稀薄清白，咳声重浊等	多言，气粗，语声有力，痰少，咳声清高，口臭等
问	脘腹隐痛，遇暖则减，口不渴，不欲饮或喜热饮，唾液多，小便清长，大便稀溏，或泻下清冷等	口渴引饮或喜冷饮，唾液少，小便或赤或黄，大便秘结，或泻下热臭等
切	脉诊：沉、迟而无力 触诊：手足不温	脉诊：浮、数而有力 触诊：手足温

3.虚实辨证

表3-3 虚实辨证

临床表现	虚	实
症状	自汗或盗汗，手足厥冷，下利清谷，小便不禁，心悸，声低胆怯，腹胀时轻时重，痛而喜按，久病，体弱等	口渴，身大热，腹胀不减，痛而拒按，大便燥结，小便热痛，谵语狂躁，体壮，新病等
脉象	浮、中、沉取均无力	浮、中、沉取均有力
舌象	舌质淡而胖嫩，苔薄白	舌质红绛、苍老，苔黄厚或厚腻

　　表3-1~3-3，将疾病之表里、寒热、虚实做了简要的对照说明。为了使"八纲"更好地指导临床实践，把错综复杂的病情，用阴阳来加以归纳。一般来说表证、热证、实证，可归属于阳证；里证、寒证、虚证，可归属于阴证。正由于此，又可以说阴阳是"八纲"中的总纲。

　　八纲辨证是中医辨证的纲领，在诊断治疗中占有重要地位。但必须根据不同的病情，与脏腑辨证、卫气营血辨证、三焦辨证、气血辨证等相结合，才能做出全面、正确的诊断，在临床上发挥其应有的作用。

二、脏腑辨证

1.心病辨证

（1）心病虚证

表3-4 心病虚证

证候特点	心气虚	心阳虚	心阳暴脱	心血虚	心阴虚
共同症状	心悸怔忡，胸闷气短，活动后加重，自汗			心悸怔忡，失眠多梦	
自有特征	面色淡白，气短懒言，善惊易恐	畏寒肢冷，心痛，面色㿠白或晦暗	突然冷汗淋漓，四肢厥冷，呼吸微弱，面色苍白，口唇青紫，神志模糊或昏迷	头晕眼花，健忘，面色淡白或萎黄，唇、睑色淡	五心烦热，午后潮热，盗汗，两颧发红
脉象	脉虚	脉微细	脉微细欲绝	脉细弱	脉细数
舌象	舌淡，苔白	舌淡胖，苔白滑	舌质淡紫青滑	舌淡	舌红少苔

（2）心病实证

表3-5 心病实证

证候特点	心脉瘀阻	寒凝心脉	痰迷心窍	痰火扰心
共同症状	心胸痛引肩背或内臂，时作时止		喉中痰鸣，神识不明	
自有特征	痛如针刺	胸突发剧痛，得温痛减，畏寒肢冷	面色晦滞，表情淡漠，脘闷恶心，或突然昏仆，不省人事，口吐涎沫	发热气粗，面红目赤，躁狂谵语，心烦失眠，痰黄稠，便秘尿黄
脉象	脉细涩或结代	脉沉迟或沉紧	脉滑	脉滑数
舌象	舌紫暗或见瘀斑瘀点	舌淡苔白	舌苔白腻	舌红，苔黄腻

2.肺病辨证

(1)肺病虚证

表3-6　肺病虚证

证候特点	肺气虚	肺阴虚	肺阳虚
临床表现	咳喘无力,气短不足以息,动则尤甚,咳痰清稀,面色淡白,声音低怯,神疲体倦,自汗畏风,易于感冒	干咳无痰,或痰少而黏,不易咳出,甚则痰中带血,口燥咽干,声音嘶哑,形体消瘦,五心烦热,午后潮热,盗汗,颧红	面色晦暗或苍白,咳喘无力,痰白清稀,状如泡沫,气短乏力,胸闷,畏寒肢冷,或头面四肢微肿
脉象	脉虚	脉细数	脉虚大或迟而无力
舌象	舌淡苔白	舌红少苔	舌淡暗胖嫩,苔白滑

(2)肺病实证

表3-7　肺病实证

证候特点	风寒犯肺	风热犯肺	燥邪犯肺	痰湿阻肺(支饮)	痰热壅肺	肺热炽盛
临床表现	咳嗽气喘,咳痰色白而稀,微恶寒,发热,鼻塞流清涕,身痛无汗	咳嗽,咳痰黄稠,发热,微恶风,鼻塞流黄浊涕,咽痛口渴	干咳无痰,或痰少难咯,甚则胸痛,痰中带血,咽干口燥,发热,微恶风寒,头身酸痛	咳嗽,痰多色白易咯,胸闷,气喘痰鸣,甚则张口抬肩,不能平卧	咳嗽,痰黄而黏,或咳脓血臭痰,壮热烦渴,胸痛鼻扇,便干溲黄	发热面赤,气粗,咳嗽气喘,胸痛,咽喉肿痛,尿黄便干
脉象	脉浮紧	脉浮数	脉浮数或浮紧	脉滑	脉滑数	脉数
舌象	舌苔薄白	舌尖红,苔薄黄	舌红,苔薄白或薄黄而干	舌淡,苔白腻	舌红,苔黄腻	舌红,苔黄

3.脾病辨证

表3-8 脾病辨证

证候特点	脾气虚	脾虚下陷	脾不统血	脾阳虚	寒湿困脾	湿热蕴脾
临床表现	纳呆腹胀,大便溏薄,少气懒言,倦怠乏力,面色萎黄	除具有脾虚证表现外,尚有头晕目眩,脘腹坠胀,便意频数,肛门重坠,或久泻久痢,或脱肛、胃下垂	除具有脾虚证表现外,尚有面色无华,并见出血,如便血、尿血、肌衄、齿衄等	纳呆腹胀,脘腹冷痛绵绵,喜温喜按,泛吐清水,口淡不渴,形寒肢冷,或见肢体浮肿	脘腹痞闷胀痛,纳呆便溏,泛恶欲吐,口淡不渴,头身困重,或身目发黄,其色晦暗如烟熏	脘腹痞闷,呕恶纳呆,肢体困重,小便黄短,大便溏泻不爽,或身目发黄,其色鲜明如橘,或身热汗出肤痒
脉象	脉缓弱	脉弱	脉细弱	脉沉迟无力	脉濡缓	脉濡数
舌象	舌淡苔白	舌淡	舌淡苔白	舌淡胖,有齿印,苔白滑	舌淡胖,苔白腻	舌红,苔黄腻

4.肝病辨证

表3-9 肝病辨证

证候特点	肝郁气滞	肝火炽盛	肝胆湿热	肝阴(血)虚	肝阳上亢(肝阳化风)
临床表现	胁肋胀闷窜痛,易怒,善太息	头晕胀痛,面红目赤,口苦咽干,急躁易怒,胁肋灼痛,尿黄便结	胁肋胀痛灼热,腹胀,口苦泛恶,大便不调,小便短赤,身目鲜黄如橘色	眩晕耳鸣,两目干涩,视物模糊,爪甲不荣,或见肢体麻木,手足震颤,肌肉𥆧动	眩晕耳鸣,面红目赤,急躁易怒,失眠多梦,头重脚轻,腰膝酸软,甚则突然昏倒,不省人事
脉象	脉弦	脉弦数	脉弦数或滑数	脉细数	脉弦有力
舌象	舌淡红,苔薄白	舌红,苔黄	舌红,苔黄腻	舌红少津	舌红苔少

5. 肾病辨证

表3-10　肾病辨证

证候特点	肾精不足	肾阳虚	肾阴虚	肾气不固
临床表现	发育迟缓，囟门早闭，智力低下，身材矮小，动作迟钝，骨骼痿软	腰膝酸软，畏寒肢冷，面色淡白，神疲乏力，大便稀溏，或五更泄泻，小便清长，夜尿多	腰膝酸软，眩晕耳鸣，失眠多梦，潮热盗汗，五心烦热，咽干颧红	腰膝酸软，神疲乏力，小便频数，或尿后余沥不尽，遗尿，小便失禁，夜尿多，脱肛，大便失控
脉象	脉细弱	脉沉细无力	脉细数	脉弱
舌象	舌淡	舌淡苔白	舌红少苔	舌淡苔白

6. 胃、小肠病辨证

表3-11　胃、小肠病辨证

证候特点	食滞胃脘	胃热炽盛	寒凝胃脘	胃阴不足	小肠实热
临床表现	脘腹胀痛，吞酸嗳腐，呕吐酸腐食物，吐后痛减，或腹痛泄泻，泻后痛减，泻下物酸腐臭秽	胃脘灼痛，吞酸嘈杂，食入即吐，口臭，渴喜冷饮，便秘尿黄，消谷善饥，或牙龈肿痛溃烂，齿衄	胃脘冷痛，甚至剧痛，得温痛减，恶心欲吐，口淡不渴，或口泛清水，形寒肢冷	胃脘隐隐灼痛，饥不欲食，口燥咽干，干呕呃逆，大便干结，小便短少	心烦失眠，面赤口渴，口舌生疮，溃烂灼痛，小便赤涩，尿道灼痛，尿血
脉象	脉滑	脉滑数	脉迟或弦	脉细数	脉数
舌象	舌苔厚腻	舌红苔黄	舌淡苔白滑	舌红少津	舌红苔黄

7. 大肠、膀胱、胆病辨证

表 3-12　大肠、膀胱、胆病辨证

证候特点	大肠湿热	肠热腑实	大肠虚寒	膀胱湿热	胆郁痰扰
临床表现	腹痛，下痢脓血，里急后重，或暴注下泻，色黄臭秽，肛门灼热，小便短赤，发热烦渴	日晡潮热，脐腹胀痛，大便秘结，或热结旁流，或神昏谵语，狂乱不眠	大便失禁，利下无度，甚则脱肛，伴腹部隐痛，喜温喜按，畏寒肢冷	尿频尿急，尿道灼痛，小腹胀痛，小便短赤或浑浊，或尿血，或尿中见砂石，或伴有发热，腰痛	胆怯易惊，惊悸不宁，烦躁不安，失眠多梦，眩晕耳鸣，胸胁满闷，口苦欲呕
脉象	脉滑数	脉沉实或滑数	脉沉弱	脉滑数	脉弦数
舌象	舌红，苔黄腻	舌红苔黄	舌淡，苔白滑	舌红，苔黄腻	舌红，苔黄腻

三、其他辨证方法

1. 卫气营血辨证

表 3-13　卫气营血辨证

证候特点	卫分证	气分证	营分证	血分证
临床表现	发热，微恶风寒，伴头痛、鼻塞、口干微渴、咳嗽、咽喉肿痛	发热，不恶寒反恶热，心烦，口渴，汗出，尿赤	身热夜甚，口不甚渴或不渴，心烦不寐，甚或神昏谵语，斑疹隐隐	身热夜甚，烦热躁扰，甚则昏狂谵语，斑疹显露，色紫或黑，甚则吐血、便血、尿血
脉象	脉浮数	脉数	脉细数	脉细数
舌象	舌边尖红，苔薄白或薄黄	舌红苔黄	舌红绛	舌质深绛

2.三焦辨证

表3-14 三焦辨证

证候特点	上焦	中焦	下焦
临床表现	恶寒发热，或身热不扬，或午后发热，无汗或局部出汗，头重如裹，咽堵咽痛，胸闷咳嗽，口黏不渴	身热，有汗不解，午后热盛，胸脘痞闷，恶心欲吐，身重肢倦	小便不利，渴不多饮，或大便不通，小腹硬满，头胀昏沉
脉象	脉濡缓	脉濡	脉濡数
舌象	苔白腻	苔腻	苔灰白黄腻

3.气血辨证

表3-15 气血辨证

证候特点	气滞	血瘀	血热	气滞血瘀	气血两虚
临床表现	局部或全身胀痛，痞闷，时轻时重，走窜不定，按之无形，常因不良情绪诱发或加重	局部刺痛，痛处不移而拒按，常夜间加重，或有肿块质地较硬，推之不移，面色紫暗，爪甲表紫	咳血、吐血、鼻衄、齿衄、尿血、便血、肌衄，血色鲜红质稠，身热夜甚，面红目赤、口干尿赤，甚至神昏谵语	胸胁胀闷，走窜疼痛，性情急躁，胁下痞块，刺痛拒按	面色淡白无华或萎黄，气短懒言，眩晕心悸，神疲乏力，失眠健忘，唇爪色淡，自汗
脉象	脉弦	脉涩	脉滑数	脉涩	脉细弱
舌象	舌淡红，苔薄白	舌质紫暗或有瘀斑瘀点	舌质红绛	舌紫暗或有瘀斑瘀点	舌淡而嫩

4.痰饮辨证

表3-16 痰饮辨证

证候特点	痰结局部	痰饮（饮停胃肠）	悬饮（饮停腹中）	溢饮（饮停胸中）	支饮（痰湿阻肺）
临床表现	梅核气，瘿瘤，瘰疬，肢体麻木，半身不遂，痰核，乳癖	呕吐清稀涎水，脘痞腹胀，胃脘有振水音，肠鸣辘辘，大便泄泻	水肿，按之肌肤凹陷而不能即起，小便短少，或腹部胀大，按之有波动感如水囊，叩之音浊	胸胁饱满胀痛，按之有波动感，咳唾、转侧则痛剧	咳嗽，痰多色白清稀，胸闷气喘痰鸣，甚则张口抬肩，不能平卧
脉象	脉弦或滑	脉濡或滑	脉滑或弦滑	脉弦紧或弦滑	脉滑
舌象	舌苔白腻	舌淡苔白	舌淡苔白腻	舌苔白腻	舌淡苔白腻

第四章　孙重三流派小儿推拿常用治则治法

第一节　治则治法

孙重三流派认为小儿推拿虽属外治之法，但外治之理即内治之理，同是在中医学的整体观念基础上，以辨证论治为治疗总则，运用手法之巧，通过经络疏行气血、调和阴阳、调节脏腑营卫、调整机体的生理机能，从而达到治病的目的。因此小儿推拿也要遵循中医的治则治法。

一、治病求本

治病求本是指治病要明确疾病的本质，抓住疾病的主要矛盾，针对其根本的病因病机进行治疗。明确疾病的本质，是小儿推拿选穴的首要原则。

疾病是通过若干症状表现出来的，但是此症状只是疾病的表现，并不都能反映疾病的本质，有的甚至是假象，只有在充分了解疾病的各方面情况后进行综合分析，才能透过表象看到本质，找出病机所在，最后确定正确的治疗方法，此即治病求本，是中医的灵魂。小儿推拿也应遵循这个原则，因症辨病辨证，因证立法，因法选穴（部位）。

例如有患儿原有消化不良，近两天打喷嚏，流清涕，咳嗽，纳少，二便调，夜眠一般，夜间不咳，听诊双肺呼吸音粗，偶闻干啰音等。这里的本就是脾虚，"母病及子"，造成肺卫不固，腠理疏松，易为外邪所袭，因而外感咳嗽为标。治疗宜培土生金，健脾固表，重用脾经穴及肺经穴，这就是治病求本的原则。

二、标本先后

在临床会遇到一些标本双方有一方病情较重、病势较急的情况，如高热惊厥、癫痫发作、脑血管畸形等，还有尿潴留、严重呕吐等一些症状，则应急则先治其标。"明辨标本，谨察间甚，间则并行，甚则独行。"张景岳解释为："间者，言病浅；甚者，言病之重也。病浅可兼治，故曰并行，病甚者，难容杂乱，故曰独行。"

所谓间者并行，是指标本两方面病情均较重则标本兼治。如果标本双方一方病情较重，病势较急，则应专治其病甚、病急的一方面，是谓甚者独行。当抽搐惊厥、昏迷等情况出现时就应该沉着冷静地把握好手法穴位就地抢救生命为主，可用重刺激手法，在人中、承浆、十王、精宁、威灵等处重掐。等患儿苏醒后，建议家长做进一步检查，如血常规、血糖、尿酮、脑电图、脑CT等，以善后治。

《素问·标本病传论》云："小大不利治其标，小大利治其本。"例如癃闭病证，西医称之为尿潴留，临床表现为小便欲解不能，小腹窘迫，排不出尿。癃闭的病因很多，外感、内伤皆可导致。表现为排尿困难，甚至点滴不通者时，一般都必须急则治其标，泻实为主，揉推箕门，按膀胱点，一般10分钟左右就能通畅排尿。但对于欲解不能，或欲解不能尽，或见小腹窘迫，排尿无力，尿行中断等，就需要辨证治其本。

三、调整阴阳

疾病的发生是阴阳相对平衡遭到破坏，即阴阳的偏盛偏衰代替了正常的阴阳消长。各种致病因素的影响及邪正之间的斗争，导致机体阴阳两方面失去相对协调平衡，形成阴阳的偏盛、偏衰、互损等病理状态。"阳盛则阴病"，这个阴病是阳盛造成的，治疗时必须治其阳盛，而对于如"阴盛则阳病"，这个阳病是阴盛造成的，此时必须治其阴盛。

在临床选穴上体现为：①以"阴阳"调阴阳。本流派每病处方几乎皆用"分手阴阳"，此法可根据机体阴阳的盛衰，加以调节，阴虚证多分阴，阳虚证多分阳，寒邪盛重分阳，热邪盛重分阴，使机体的阴阳恢复平衡。②以推三关、退六腑调阴阳。凡有实热证，则用多退六腑、少推三关，以期泻其过亢的热邪。凡有实寒证，则用多推三关、少退六腑，以期除其过盛的寒邪。若寒热相当，则三关、六腑并用或全不用。③以八卦分转调阴阳，治阴阳失调肾（虚）火上升。肾（虚）火上升表现为上热下寒，面色红赤，头晕，耳鸣，口舌溃疡，牙齿肿痛，两足发冷。在操作运八卦时，先顺运八卦，自离乾顺运，再由坎巽顺运，然后坎离对运，从离火顺运向坎，则气由阳降为阴，引火归原。从坎向离顺运，则气由阴升阳，使阴阳平衡，虚火不升。

需要注意的是，阴阳者，病在阴勿犯其阳，病在阳，勿犯其阴，以防阴阳亏损。寒热虚实者，应察其源，掌握好寒则热之、热则寒之、实则泻之、虚则补之的方法。

四、三因制宜原则

因时、因地、因人制定相应的治疗方法。

因时是指根据气候季节特点考虑推拿治疗方法。

因地是指根据地理环境特点，选择治疗方法和用药。

因人则是根据患者的年龄、性别、体质、生活习惯等，进行适当的治疗。

孙重三流派注重"因人制宜"。同样是治疗感冒，小儿在体质上有阴虚、气虚、食积、痰阻的不同。因此，在治疗时须在解表散邪的同时，施以养阴、益气、消积、化痰等方法。而在推拿手法上，也讲究根据肌肤的疏密厚薄，施以轻重缓急手法的不同。

五、预防为先原则

中医强调"治未病"。孙重三流派注重"未病先防"。未病先防是指在疾病发生之前，充分调动人体的主观能动性，增强体质，养护正气，提高机体的抗病能力，同时能动地适应客观环境，避免病邪侵袭。做好各种预防工作，以防止疾病的发生。

1.培补正气，预防疾病

小儿"脾常不足肺常虚"，然而小儿又"饥饱寒暖不自知"，因此最易发作消化系统及呼吸系统疾病。因此孙重三先生多从培补正气入手，健脾胃以资生气血，益肺气以固摄卫表。气血充盛，外邪不侵，则小儿的正常生长发育才能顺利进行。临床常用推脾土、运八卦作为治疗消化系统常见病的主要用穴。其继承人张素芳在此基础上，更强调肺脾双补，多用补脾经、运八卦、清补肺经、掐揉四横纹作为调理小儿体质、增强抗病能力的主要穴位。

2.顺应四时，预防保健

医者如能懂得分辨四时之气所在，顺应时序，预测病邪什么时候来，加以预防，避免疾病，人就不至于受病邪的侵犯造成严重的损害。又因为明确病与时气的关系，如何治病也可迎刃而解。例如有患者于仲秋之时，每至申酉时腹中作胀，按中医理论分析，申酉时五行属金，秋季也应属金，金主收降，故病机为秋金节气收敛太过而致腹中气机不畅，故选疏畅气机的手法——按弦走搓摩，则腹中气机自畅，腹胀自除。

第二节　处方配穴原则

一、主次配穴

除"癃闭"只用两个穴位之外，其他疾病处方用穴都在八个以上。所选穴位包括主穴和备用穴两大部分，其中主穴5~8个，备用穴4~9个。主穴针对主要病机或主要症状，推拿次数多，相当于方剂中的君药和臣药，而备用穴针对次要病机或为随症加减，推拿次数少，相当于方剂中的佐使药。

比如，在治疗伤乳食泻时，其主要病机为小儿脾胃虚弱，而致乳食停积，因此主穴用分阴阳、补脾土、运八卦、侧推大肠、揉中脘、掐足三里，起到健脾和胃、消食导滞的作用，备用穴为推三关、退六腑、天门入虎口、揉神阙、拿肚角、苍龙摆尾，有寒热偏颇则以推三关、退六腑调节寒热，有气滞腹胀则加天门入虎口、揉神阙和中理气，有腹痛、里急后重者加拿肚角、苍龙摆尾缓急止痛、通便泻浊。综观处方，君臣先后有序，佐使相辅相成，疗效极佳。在治疗外感咳嗽时，其主要病机为外感风寒，侵袭肺系，故主穴用开天门、运太阳、运耳后高骨、运八卦、推揉膻中、揉肺俞、推肺经，起到疏风解表、宣肺止咳的作用。备用穴有掐二扇门、天门入虎口、按肩井加强解表发散、宣肺理气的作用。

二、五行配穴

运用五行之间相生、相克关系，来论述五脏间生理上的相助和相制。五脏的五行相生关系表现为肾水藏精以资养肝木，肝木藏血以养心火，心火温煦以助脾土，脾土化水谷为精微以充肺金，肺金清肃下潜以助肾水。五脏的五行相克关系表现为肝木条达以防脾土壅塞，脾土运化以防肾水泛滥，肾水滋润以防心火亢旺，心火温煦以防肺金凝肃，肺金收敛以防肝阳上亢。

五行配穴在孙重三流派传人张素芳教授的临床中应用颇多。比如：在治疗肺虚咳嗽时，常以补脾经与清肺经并用，两者配合，达到培土生金的目的。在治疗抽动症时，常以补肾经与清肝经合用，起到滋水涵木的目的，有效地改善了肝火过亢、筋脉失养的状态。在治疗小儿不寐时，常以清心经和补肾经、揉二马并用，达到水火既济的目的。

三、阴阳和合配穴

孙重三流派认为，运用手法补虚泻实，通过经络"行气血，通阴阳"的作用，来调整脏腑营卫，最终达到"阴平阳秘"的状态。因此临证处方用穴注重表里阴阳的相互配合，推三关和退六腑是最为常见的配穴方式。在同一个处方当中，推三关和退六腑基本都是同时并见，因疾病的寒热不同，或多推三关少退六腑，或多退六腑少推三关，总之以达到阴阳平衡为目的。

阴阳和合配穴还包括分手阴阳，表现在阳池与阴池操作力度轻重及时间长短上。如果阴虚者，应多分阴池（时间长、力度轻）少分阳池以养阴；阳虚者，应多分阳池（时间长、力度轻）少分阴池。感受阴寒之邪者，"阴盛则阳病"，故要与阳虚者一样，分阳池重阴池轻。感受阳热之邪者，"阳盛则阴病"，则要与阴虚者一样，分阴池重阳池轻。

四、十四经腧穴与小儿推拿特定穴配合

孙重三流派小儿推拿还擅长将小儿推拿特定穴与十四经腧穴配合运用。例如在治疗小儿麻痹症时，在初热期，应用开天门、推坎宫、推天柱骨、分阴阳等小儿推拿特定穴作为主穴。而在瘫痪期和后遗症期，则根据瘫痪的不同部位，选用相近的十四经腧穴，上肢不能抬举时用掐臂臑、掐肩井、掐肩贞、掐肩髃、推上肋骨弓，髋关节不能前屈时，按压伏兔，按揉阴市、梁丘，抖腿。

关于小儿推拿特定穴与脏腑经络的相关性，孙重三流派认为，虽然有些特定穴在部位上与《内经》的十二经不完全相同，但这是古人从实践中得出的结论，小儿推拿特定穴是借着经络的作用来调整生理机能，这一点是可以肯定的。小儿推拿的作用机制还需要进一步深入研究，使它系统化、理论化，以便更好地指导实践。

五、结合解剖用穴

借助解剖学相关理论指导临床配穴，不仅可以有效缓解局部症状，还有利于整体调整作用的发挥，达到事半功倍的目的，这也是孙重三流派的一大特色。

例如，在治疗尿闭时，用推箕门、按揉膀胱点；在治疗脱肛的时候，用揉龟尾、推上七节骨；在治疗便秘的时候用拿肚角、推下七节骨、顺摩腹。处方配穴都很好地结合了现代解剖学理论。张素芳教授在此基础上加以发挥，运用揉按天突治疗咽炎，

揉扁桃体体表投影区治疗扁桃体肿大等，都是对本流派治疗方法的发展。

第三节　小儿推拿其他知识

一、推拿疗法善调脏腑功能，弥补针药之不足

推拿疗法不仅经济简便，疗效显著，而且还有避免手术治疗的痛苦和消除服药困难等特点。同时，它对久治不愈的沉疴痼疾也能起到弥补药物作用之不足，如慢性胃肠疾患，出现肌肉消瘦、精神萎靡、四肢倦怠、不思欲食等长期服药无效的疾病，经施行推拿疗法后，能很快地使患儿食欲增进、精神健旺，收到很好的疗效。对其他慢性病，如人体各部组织和器官属于机能上的变化，只要没有演变到难以恢复的程度，使用推拿疗法，也能收到良好的效果。

但对急性传染病，则应酌情配合药物治疗。对外科疾患，则应转外科医师处理为宜。因此，应该肯定，推拿虽然不是一切疾病都能治疗，但如能与其他各科配合运用，也会解决若干原先难以解决的问题。

二、小儿推拿的适应证和禁忌证

推拿疗法，虽然安全稳妥，治疗范围广泛，但它也有适应证和禁忌证，兹分别简述如下。

1.病证

（1）适应证：感冒发热、呕吐、泄泻、急慢惊风、疳积、腹痛、痫病、咳嗽等消化系统疾患。

（2）禁忌证：麻疹、天花、水痘、胎毒以及一切疮疡疾患。

2.手法

禁用推三关手法：如足热、二便难通、口渴、腮赤、眼珠发红、脉数、气喘、弄舌等症。

禁用退六腑手法：如泻利前后、面色苍白、足冷、气少、脉微、眼青等症。

实热证禁用补法：如脉盛、壮热、腹胀、胁满、大便秘、小便黄、口渴、气急、足心热、眼红赤等症。

虚寒证禁用泻法：如脉细、皮寒、面白、便溏、腹胀时减、自汗、盗汗、眼青、睡时露睛等症。

三、推拿操作前的准备及注意事项

推拿疗法，虽然是既安全又简便的一种治病方法，但在某种情况下，如不加以注意，也可使患儿受到不应有的痛苦和造成操作困难。为此，提出以下几点注意事项：

（1）施术前，除应准备妥姜水、葱水、薄荷水以及消毒用品外，医者还应剪短指甲（拇指甲可稍长些)，并要用热水、肥皂刷洗干净，以免在操作时因指甲长伤及患儿的皮肤或因感染而引起化脓。

（2）天气炎热时，应使室内空气流通；天气寒冷时，应使室内的温度宜人，以防患儿感受新邪，加重病势。另外，在严寒季节里，施术医师的手不要过凉，以免患儿因受冷手的刺激而产生惊惧。

（3）在操作时，应先施行一些不会引起患儿恐惧的手法，使患儿对医者产生好感，然后再按所要采用的手法一一施行，这样可增加疗效，减少操作时的困难。

（4）痉厥的患儿，经施术后，如未停止，当使其侧卧，并以压舌板置患儿口中，促使呼吸通畅，以免发生窒息。

第五章　孙重三流派小儿推拿单式手法

小儿推拿是医者用手在婴幼儿体表一定部位或穴位上，施行推、按、揉、运等操作方法，以达到治病的目的，属中医外治法之一，因此用推拿治病时对手法操作和穴位的认知就成为重要的环节。

一、推法

推法是以医者的拇指、食指或中指着力于患儿身体表面应推的部位，做上下、前后或左右推动，推迹应如直线，不可斜曲，称为推法。孙重三流派推法多用拇指桡侧面或食、中指并拢均匀施力推动。

（一）直推法

【操作】

（1）准备姿势：上肢放松，肘关节自然屈曲，拇指或食、中指指间关节要自然伸直，不要有意屈曲。

（2）操作方法：以拇指桡侧着力于应推穴位上，向上或向下做直线运动。也可用食、中指并拢在穴位上推动（如图5-1、图5-2）。

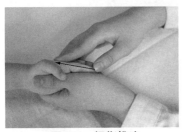

图5-1　拇指推法

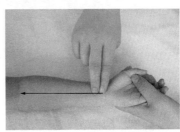

图5-2　食、中指推法

（3）动作要领：腕、肘、肩关节和掌指关节活动要协调，操作时宜轻快、柔和、平稳、着实，行如直线，不可用力按压穴位。操作频率每分钟120~200次。

【作用】疏通经络，益气活血，调理脾胃，清热利尿等。其方向与补泻有明确关系，如大肠经、脾经等穴位直推时，多以离心方向为清，向心方向为补；而清天河水时则为向心方向，操作时应注意。

【主治】腹泻、便秘、食欲不振、腹胀、呕吐、发热、头痛等病证。

（二）分推法

【操作】

（1）准备姿势：同直推法。

（2）操作方法：用两手拇指桡侧或指腹自穴位向两旁做分向推动，方向可分为←→，如分手阴阳、推坎宫等，或╲╱，如分腹阴阳（如图5-3）。

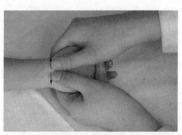

图5-3 分推法

（3）动作要领：操作要着实、有力（根据体质的强弱、年龄的大小、病情的轻重且用力不能漂浮）、方向分明，姿势端正，精力集中。

【作用】降肺胃之气、调阴阳、止头痛等。

【主治】咳嗽、哮喘、支气管炎、恶心、呕吐、寒热往来、感冒头痛等。

（三）合推法

【操作】

（1）准备姿势：同直推法。

（2）操作方法：与分推法方向相反，即用两拇指桡侧或指腹自穴位两旁向中间推（如图5-4）。

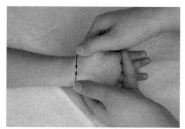

图5-4　合推法

（3）动作要领：同分推法。

【作用】行痰散结，宣肺理气。

【主治】痰结喘嗽、痰涎壅盛、胸闷不舒等病证。

【流派特点】孙老常说："小儿推拿医师，手法极为重要。"因此要求操作着实、有力（根据体质的强弱、年龄的大小、病情的轻重且用力不能漂浮）、方向分明，姿势端正，他在应用推法时善用拇指桡侧面或食、中指并拢，操作压力均匀，行如直线，聚精会神。

二、按法

医者用拇指或中指指端或掌心（根）在选定的穴位上用力向下揿压，一压一放地反复进行，称按法。

（一）指按法

【操作】

（1）准备姿势：肩臂放松，肘关节微曲，拇指或中指伸直，其余手指自然屈曲或手握空拳。

（2）操作方法：拇指或中指伸直，指端着力在穴位，逐渐向下揿压（如图5-5）。

（3）动作要领：用力要由轻到重，逐渐加压，按而留之，不可突然松手。本法常与揉法配合应用。

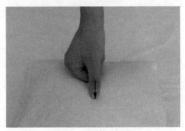

图5-5 指按法

【作用】疏经通络，活血行气。

【主治】局部或全身气血不畅、经脉痹阻而致的各种病证。

（二）掌按法

【操作】

（1）准备姿势：肩臂放松，肘关节自然伸直，腕关节微背曲。

（2）操作方法：双手交叠，蓄力于掌，用掌心或掌根向下揿压（如图5-6）。

（3）动作要领：本法用力必须缓和渐进，切忌粗暴。

【作用】疏通经络，行气活血，止痛。

【主治】头痛、胃脘痛、肢体酸痛等。

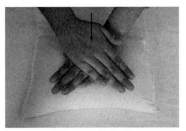

图5-6　掌按法

【流派特点】按法是孙老最为常用的手法之一，孙老在临床中操作按法时，力量由轻而重，平稳加压，按到一定深度时停留，或随呼吸规律按压，且根据患者体质和耐受力不同调整按压力度和持续时间。指按法常用于点状穴，因刺激量较大，有"以指代针"之义；掌按法着力面大，刺激量小，常用于面状穴（部）。为了加强按法的效应，提高临床效果，按法常与揉法组合，形成复合性手法"按揉法"。按法有温经散寒、疏经活络、扶正祛邪、缓急止痛的作用，孙老在临床常用按中脘治胃脘痛、按天突治急性咳嗽，复式手法中"按肩井法"（又称"总收法"）有通调一身之气血的作用。

三、掐法

医者用拇指垂直用力，或用指甲重刺患儿某处或穴位，称掐法。

【操作】

（1）准备姿势：手握空拳，伸直拇指，指腹紧贴于食指桡侧。

（2）操作方法：用拇指指甲着力于患儿穴位，垂直平稳，由轻渐重逐渐用力，一般掐后要加以揉法（如图5-7）。

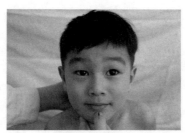

图5-7 掐法

（3）动作要领：一般掐后苏醒即止，不必反复操作，且逢掐必用固定手法，手法不可滑动，切忌爆发用力，更不能掐破皮肤。

【作用】开窍醒神，定惊等。本法为强刺激手法之一，多用于急救。

【主治】惊风抽搐，不省人事，窒息，惊厥等。

【流派特点】孙老所处的年代临床多见惊风患者，故推拿多用治急惊风、慢惊风，所以推拿又有"掐惊"之称，可掐的穴位非常广泛，所掐的穴位或部位都是敏感重要穴位，目的是要开窍醒神、回阳救逆、祛风散寒、兴奋神经。孙老说掐是以指代针，绝不能掐破皮肤。一般掐后要加以揉法，以缓解疼痛。操作时应正确定位，不论拇指或食指掐均宜垂直平稳用力，由轻渐重，不可滑动。一般掐后苏醒即止，不必反复操作，且逢掐必用固定手法。

四、揉法

医者用中指或拇指指端，或掌根，或大鱼际，吸定于穴位，以腕关节旋转带动前臂做顺时针或逆时针方向旋转活动，称揉法。以指端吸定于穴位为指揉，大鱼际吸定于穴位为鱼际揉，掌根吸定于穴位为掌根揉。

（一）指揉法

【操作】

（1）准备姿势：肩和上臂放松，肘关节自然弯曲，中指或拇指伸直，指端着力于操作部位，其余四指自然弯曲或握空拳。

（2）操作方法：中指或拇指指端吸定穴位，以腕关节旋转带动中指或拇指做旋转运动（如图5-8）。本法常与推法、按法、掐法结合施用。

（3）动作要领：操作时，压力要均匀着实，动作宜轻柔而有节律性。操作频率每分钟160~200次。

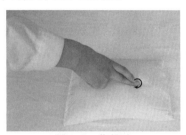

图5-8 指揉法

【作用】祛风解表，理气消食，舒筋活络，活血止痛。

【主治】感冒头痛、腹胀腹痛、泄泻呕吐、颈项痛、四肢痛等病证。

（二）大鱼际揉法

【操作】

（1）准备姿势：肩和上臂放松，肘关节自然弯曲，腕部微背曲，手掌自然张开，大鱼际着力于治疗部位。

（2）操作方法：医者以大鱼际吸定于治疗部位，以腕关节的回旋活动带动前臂及手掌摆动，使大鱼际带动患儿局部皮肤做旋转运动（如图5-9）。

（3）动作要领：大鱼际吸定于穴位而不在皮肤上摩擦，要使该处皮下组织随着揉动而逐步产生微热感。操作频率每分钟160~200次。

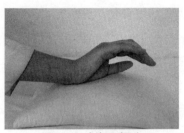

图5-9　大鱼际揉法

【作用】理气消食化滞，活血祛瘀，消肿止痛等。

【主治】脘腹胀痛、便秘、腹泻、头痛、头晕及外伤所致红肿疼痛等。

（三）掌根揉法

【操作】

（1）准备姿势：肩和上臂放松，肘关节自然弯曲，腕部微背曲，手掌自然张开，掌根着力于治疗部位。

（2）操作方法：医者以掌根吸定于治疗部位，以腕关节的回旋活动带动前臂及手掌摆动，使掌根带动患儿局部皮肤做旋转运动（如图5-10）。本法常与拿法结合施用。

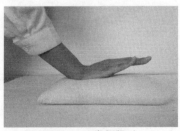

图5-10　掌根揉法

（3）动作要领：不同于摩法和运法，着力面用劲要大些。掌根吸定于局部，不要在皮肤上摩擦。操作频率每分钟160~200次。

【作用】舒筋活血，通络止痛，放松肌肉，解除疲劳等。

【主治】腰痛、背痛、肩痛、四肢疼痛、肢体麻木等。

【流派特点】孙重三流派临床用揉法善于与按法、掐法、拿法结合施用，以按揉、推揉、掐揉、拿揉之法，作用在躯干部穴位。操作时，两手拇指先做分推或直推，而后配以拇指、食指的揉法；在柔软处则以拇指面做向内（补）、向外（泻）的旋转揉法；穴位或痛点专用揉法急救配以按法或掐法，孙老认为这种方法能制惊风、目上视下翻，并能清膀胱之热，通利小便，止痛祛瘀；受术部位大，如腹部、胸部等，可以用全掌置于其上着力，带动皮下组织做环形揉动。揉法操作时要求吸定治疗部位，操作沉稳，不宜过快，不要在皮肤上摩擦，动作要均匀连续、协调而有节奏。

五、运法

医者用拇指或食、中指指端在穴位上做由此及彼的弧形或环形运动，称运法。

【操作】

（1）准备姿势：肩和上臂放松，肘关节自然弯曲，拇指伸直，指端着力于操作部位。

（2）操作方法：拇指指端着力于穴位，以腕关节旋转带动拇指指端在体表穴位上做旋转摩擦移动，不带动皮下组织（如图5–11）。

（3）动作要领：运法操作指面一定要贴紧施术部位，宜轻不宜重，宜缓不宜急。操作频率每分钟80~120次。

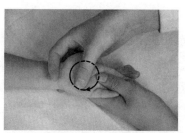

图5-11 运法

【作用】疏通经络，止咳化痰，行滞消食，调整脾胃功能等。

【主治】咳喘痰多、胸闷胸痛、腹痛腹胀、呕吐泄泻、食欲不振、发热、盗汗、惊惕不安等。

【流派特点】运法是小儿推拿手法中用力最轻的一种，手法操作较推法和摩法轻而缓慢，常用于面状穴（部）或线状穴，也可用于点状穴。孙老在操作运法时强调"运法宜轻不宜重，宜缓不宜急"，此法有使血脉流动、筋络宣通、气机冲和之功。运法方向有补泻之分，运太阳时经眼转为补、经耳转为泻。临床上，孙老常用运内八卦治疗急慢惊风、痰喘咳嗽、吐乳胸闷等虚实各证。顺运八卦善开胸膈、除气闷胀满；逆运八卦能降气平喘，多与推天柱骨、推膻中合用。运板门以消食积、除膨胀，还可治疗急慢惊风、角弓反张。运水入土能健脾而助运化，润燥通便；运土入水能清脾胃湿热，利尿止泻。

六、摩法

医者用食、中、无名、小指指腹面或掌面放在穴位上，以腕关节屈伸，前臂旋转为主动，连同前臂做顺时针或逆时针方向的环旋抚摩动作，称摩法。以各指腹面着力称指摩法，以掌面着力称掌摩法。

（一）指摩法

【操作】

（1）准备姿势：肩臂放松，肘关节微曲，食、中、无名、小指并拢，指腹面着力于操作部位。

（2）操作方法：指腹面着力部分随腕关节主动屈伸做旋转摩擦运动（如图5-12）。

（3）动作要领：环旋抚摩时，用力柔和自然，速度均匀协调，压力要大小适当，不要带动皮下组织。操作频率每分钟120~160次。

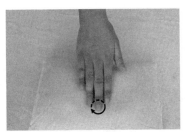

图5-12　指摩法

【作用】消食化滞，健脾止泻。

【主治】消化不良、腹痛、腹胀、厌食、腹泻、便秘等病证。

（二）掌摩法

【操作】

（1）准备姿势：沉肩垂肘，腕自然微屈，手掌自然张开，掌面着力于操作部位。

（2）操作方法：掌面着力部分随腕关节主动屈伸做旋转摩擦运动（如图5-13）。

（3）动作要领：操作时注意肩、肘、腕关节的协调，根据病情和体质，确定掌摩顺时针或逆时针方向，以达到预期的补泻疗效。操作频率每分钟120~160次。

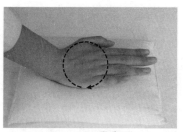

图5-13　掌摩法

【作用】调节胃肠蠕动，和中理气，消积导滞。

【主治】食积胀满、脘腹疼痛、疳积、气滞等病证。

【流派特点】孙老对摩法特别重视，要求最严。他从师时用吹了气的猪膀胱作教具，端正而坐，双膝屈曲成90°角，双足踏实于地，然后左手轻抚猪膀胱，右手从膀胱右侧向上再由右向左由左而下以手掌摩之，周而复始，不可间断，练到得意时，端坐的上身随手转的方向轻微晃动，非常入神。练习时要求放松肩关节，肘关节屈伸在120°~150°，腕关节微屈，指腹面或掌面吸住所摩的皮肤。教学时因无猪膀胱可练，直接在人体上练习，不论患者端坐、仰卧、俯卧，医者必须端坐一边，患者姿势放松，充分暴露受术部位，并感到安全、舒适，而医者操作自然，发力方便，双手交替无障碍，并要求能持久操作，不易疲劳。摩法临床应用范围广，由于刺激柔和适中，适用于全身各部位，如腹部、胁肋、局部肿胀部位等。五官等部位可用单指摩，而腹部的摩法可用掌摩，但中脘、膻中等部位小可用三指摩或二指摩。指摩面部既可润肤美容，又可治疗小儿鼻炎、面瘫、腺样体肥大等病，做保健时可以配合不同的膏剂，以增强疗效，润滑肌肤。摩腹具有健脾和胃、消食导滞、调节肠胃蠕动、理气解郁等功能，如治疗小儿先天性巨结肠、不完全性肠梗阻、肠套叠等。掌摩随病证不同而不同，摩小腹、少腹可治疗小儿尿急、尿频、遗尿等，既有补益肾气的作用，又可以清利下焦湿热。

七、拿法

捏而提起谓之拿。用拇指与食、中指相对捏住某一部位或穴位，逐渐用力内收，并持续做揉捏动作，称拿法。拿法可单手进行，也可双手同时进行。

【操作】

（1）准备姿势：肩臂放松，拇指与食、中指相对置于操作部位或穴位。

（2）操作方法：操作时，腕掌要自然蓄力，拇指与食、中指腹面相对用力捏提（如图5-14），然后放松，再捏提，再放松，反复操作。较大部位也可用拇指与其余四指相对操作。

（3）动作要领：提拿揉捏动作要连绵不断，用力要由轻到重，再由重到轻。

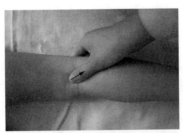

图5-14　拿法

【作用】祛风散寒，发汗解表，舒筋通络，行气活血，开窍止痛。

【主治】多用于急救和急性病证。常用于颈项、肩部和四肢穴位，治疗外感头痛、项强、四肢关节及肌肉酸痛等病证。

【流派特点】临床拿法也是不可缺少的手法之一，孙重三先生常拿的穴位有风池、肩井、百虫、膝眼、委中、前承山、后承山、仆参、昆仑、解溪、肚角等。特别是在治疗先天性巨结肠、顽固性便秘等病时，他常用拿肚角作为主要治疗手段，其操作较独特：双手拇指腹面置于穴位上，双手的中指腹面置于小儿背部与腹结穴相对处，拇指及中指相对用力，拿到一定程度后同时向两外侧拿动，但用力一定要在患儿能耐受范围之内，自用此法后治疗腹胀便秘及巨结肠的效果明显提高。因此孙老的八法中尤以摩法和拿法为重，是须精通的手法。

八、擦法

用手掌面、大鱼际或小鱼际着力于选定部位上进行直线来回摩擦，称为擦法。

【操作】

（1）准备姿势：肩和肘关节自然放松，腕部微背曲，手掌自然张开，根据操作部位不同，可以掌面、小鱼际或大鱼际着力于治疗部位。

（2）操作方法：肩关节前后摆动，带动肘关节自然屈伸，着力部分紧贴皮肤，均匀连续地来回摩擦，以透热为度（如图5-15）。

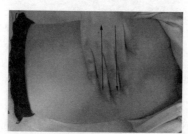

图5-15　擦法

（3）动作要领：使用擦法时，不论上下方向还是左右方向，都应直线往返，不可歪斜。操作时配合自然呼吸，不可屏气。用力要稳，不要硬用力压，以免擦破皮肤。

【作用】温经通络，行气活血，消肿止痛，健脾和胃，提高局部温度，扩展血管，加速血液与淋巴液循环。

【主治】掌擦法的温热度较低，多用于胸胁及腹部，对于脾胃虚寒引起的腹痛及消化不良等多用本法治疗。小鱼际擦法的温度较高，多用于肩背腰臂及下肢部，对风湿酸痛、肢体麻木、伤筋等都有较好的疗效。大鱼际擦法的温度中等，在胸腹、腰背、四肢等部均可应用，适宜治疗外伤、瘀血、红肿、疼痛剧烈者。三种方法可以配合变化使用，不必拘泥。

【流派特点】孙老要求操作擦法时，力量适中，速度均匀，动作连续，距离拉长，直线往返，以透热为度。擦法有宽胸理气、祛风散寒、疏通经络、调和气血、扶正祛邪、防病保健、活血散瘀、消肿止痛的作用，治疗咳嗽、气喘、胸闷、脘腹胀满、厌食、泄泻、遗尿等效果显著。孙老将擦法应用于全身各部，常用有擦膀胱经、擦脾胃俞、擦八髎等操作。擦法操作时治疗部位要暴露，并涂润滑介质，既可防止皮肤擦破，又可增高局部皮温。擦法使用后一般不要在该部再用其他手法，否则容易引起皮肤破损，所以一般擦法治疗放在最后进行。

九、捏法

医者用拇指与食、中指用力提拿皮肤，双手交替捻动向前，称为捏法。

【操作】

（1）准备姿势：医者位于患儿一侧，肩与上臂放松，用拇指桡侧缘顶住脊柱两侧皮肤，食、中两指前按。

（2）操作方法：医者拇指桡侧缘顶住皮肤，食、中两指前按，三指同时用力提拿皮肤，双手交替捻动向前，不可间断（如图5-16）。或食指屈曲，用食指中节桡侧顶住皮肤，拇指前按，两指同时用力提拿皮肤，双手交替捻动向前，不可间断（图5-17）。

（3）动作要领：提拿皮肤，次数以及用力大小要适当。捏脊方向由下而上，捏三下提拿一下。

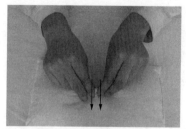

图5-16　捏法（一）

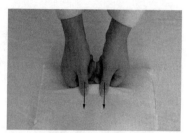

图5-17　捏法（二）

【作用】通经络，培元气，调阴阳，和脏腑，壮身体等。

【主治】先后天不足的一切慢性虚弱病证，如肾虚遗尿、脾虚泄泻、惊风、疳积、呕吐、腹痛、夜啼、便秘等。

【流派特点】捏法具有舒筋通络、行气活血、解肌发表等作用。捏脊也是孙重三流派的常用手法，可捏三下提拿一下，称为"捏三提一法"，根据病情需要，在捏脊过程中，可——提拿膀胱经的有关背俞穴，治疗小儿积滞、疳积、厌食、腹泻、呕吐等症有特效。捏脊与补脾经、摩腹、揉足三里合称为推拿保健四法。因捏脊疗法刺激量较大，常放在治疗最后进行。

十、搓法

医者用双手掌心夹住一定部位，相对交替用力做相反方向地来回快速搓动，同时做上下往返移动，称搓法。

【操作】

（1）准备姿势：肩与上臂放松，肘关节自然伸直，双手相对夹持操作部位。

（2）操作方法：双手相对交替用力做相反方向地来回快速搓动，并由上向下缓慢移动（如图5-18）。

（3）动作要领：动作要协调、柔和、均匀，紧搓慢移，连续不断。

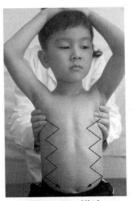

图5-18　搓法

【作用】疏通筋络，调和气血，放松肌肉。

【主治】四肢关节痹痛、麻木不仁等。常作为推拿时的结束手法。

【流派特点】孙重三流派最善用的是搓摩胁肋，又称按弦走搓摩。操作时以两掌分别按于左右两胁，由腋下搓摩至肚角处，反复进行。用于行气时，可自上而下搓摩；用于消积导滞时，可前后搓摩，紧搓慢移。小婴儿可仰卧于床，双手一字摊开，医者站婴儿一旁以食、中、无名、小指并拢，自腋下至肚角处操作；若幼儿可独坐，使其两上肢搭在头部，医者可取站姿或坐姿在患儿正面或背后，以双手虎口插入其腋下，双掌紧贴两胁，自上而下反复搓摩。临床上常用于肺、脾、心系疾病引起的气机不畅，故认为此法有顺气化痰、除胸闷、开积聚的作用。操作时应注意动作要轻松灵活，对所夹的部位不能太紧，搓动要快，移动要慢，不能屏气。

十一、捻法

医者用拇、食指螺纹面捏住一定部位，做相对用力捻动，称为捻法。

【操作】

（1）准备姿势：沉肩，垂肘，腕端平，拇、食指螺纹面相对，捏住患儿关节局部。

（2）操作方法：拇、食指螺纹面相对用力捻动（如图5-19）。

（3）动作要领：捻动时要灵活，用劲不可呆滞。一般操作0.5~1分钟。

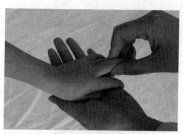

图5-19　捻法

【作用】滑利关节，消肿止痛，舒筋通络。

【主治】常用于四肢小关节，与其他手法配合，治疗指（趾）间关节扭伤而引起的疼痛、肿胀，或者屈伸不利等症。

【流派特点】孙重三流派应用捻法时，动作灵活连贯，捻动速度快，移动速度慢。捻法能理筋通络、滑利关节、消肿止痛、祛风活血，可用于治疗指（趾）关节疼痛、肿胀、麻木、痿软、屈伸不利，如小儿屈指肌腱炎等病证。另外，捻法可刺激关节，对儿童生长发育有较好的促进作用。

十二、摇法

医者一手托扶关节近端，一手握住关节远端，做较大幅度转运或摇动，称为摇法（如图5-20）。若一手扶住患儿头顶后部，另一手托住下颏，做向左或向右环转摇动，称为颈项部摇法（如图5-21）。

【操作】

（1）准备姿势：做上肢或下肢摇法时，医者位于患儿斜外侧，一手托扶关节近端（支点），一手握住关节远端。做颈部摇法时，医者位于患儿身后，一手扶住患儿头顶后部，另一手托住下颏。

（2）操作方法：双手协调动作，左右或旋转摇动肢体关节或颈部（如图5-20、图5-21）。

（3）动作要领：操作时动作要缓和稳定，用力宜轻松。摇动的方向和幅度须在生理许可的范围之内。

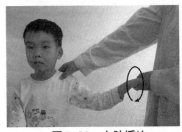
图5-20　上肢摇法

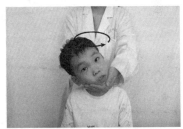
图5-21　颈项部摇法

【作用】疏通经络，滑利关节，松解粘连，促使关节功能恢复。

【主治】关节疼痛、肿胀、活动障碍等病证。

【流派特点】孙重三流派复式手法中的赤凤点头、苍龙摆尾、摇肘肘等都有摇的动作。

孙老常用的摇肘肘、苍龙摆尾能退热、开胸、通便，赤凤点头能消膨胀、定喘息、通关顺气、补血宁心，凤凰展翅能救暴亡、舒喘胀、除噎膈、定惊安神。摇法不同，各尽其妙。

十三、抖法

医者握住患儿四肢远端，微用力做小幅度的上下颤动，使关节肌肉有松动感，称为抖法。

【操作】

（1）准备姿势：医者立于患儿一侧，扎马步，双手握住患儿肢体远端，不可握太紧。

（2）操作方法：医者双手握住患儿肢体远端，微用力做小幅度的上下抖动，使患儿肢体随之产生共振（如图5-22）。

（3）动作要领：在上肢操作时，抖动幅度要小，频率要快（每分钟200次左右）。在下肢操作时，幅度应比上肢操作时大，频率要慢（每分钟100次左右）。

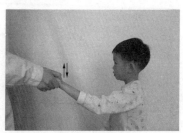

图5-22 抖法

【作用】活血散瘀，消积止痛等。

【主治】小儿脑瘫、产伤造成的臂丛神经损伤，小儿麻痹症后遗留的上下肢体瘫痪，由外伤引起的各种肢体疼痛等。

【流派特点】抖腿配合摇踝关节、按膝、按揉环跳是孙老的特色操作，临床多用于治疗小儿麻痹后遗症，他还根据瘫痪的部位、程度的不同，选取不同的手法和穴位进行治疗。

十四、拍法

医者用虚掌拍打体表，称为拍法。

【操作】

（1）准备姿势：医者肩、肘、腕关节放松，五指自然并拢，掌指关节微屈成虚掌。

（2）操作方法：医者以虚掌平稳拍打患儿治疗部位（如图5-23）。

（3）动作要领：发力势如甩鞭，自肩至腕贯于手掌，平稳有节奏地拍打治疗部位，以局部充血为度。

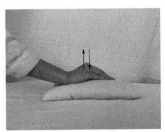

图5-23　拍法

【作用】舒筋活络，行气活血。

【主治】多用于肩背、腰臀和下肢部。主治风湿酸痛、局部感觉迟钝、肌肉痉挛等病证。

【流派特点】临床治疗咳嗽时，孙老常使用拍法作用于背部，使痰与分泌物等具有流动性的病理性附着物脱离附着部位而随咳嗽排出。孙老强调拍击时应力度较重，有节奏感，以胸廓振动为宜。此外，拍法对小儿烦躁不安，哭闹不休，具有调和气血的作用，对肩部知觉迟钝或肌肉痉挛等症，有促进血液循环、消除肌肉疲劳和缓解肌肉痉挛的作用。

十五、擦法

医者用手背近小指侧部或中指、无名指、小指的掌指关节部，附着于患儿体表一定部位，通过腕关节的屈伸运动和前臂的旋转运动，将力通过掌指关节或手背尺侧施于局部，并反复运动，称为擦法。

【操作】

（1）准备姿势：操作时肩臂放松，肘关节屈约120°，手背尺侧附着于治疗部位。

（2）操作方法：以肘为支点，前臂做主动摆动，带动腕关节屈伸及手背尺侧在患儿局部滚动（如图5-24、图5-25）。

（3）动作要领：吸定部位要紧贴体表，不能跳动或拖动。压力、频率、摆动幅度要均匀、协调而有规律。频率120~160次/分。

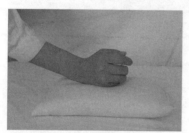

图5-24 擦法（一）

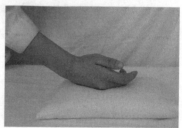

图5-25 擦法（二）

【作用】舒筋活络，滑利关节，放松肌肉，促使血液循环，缓解肌肉韧带痉挛，增强肌肉韧带活动能力，解除疲劳等。

【主治】常用于颈、肩、腰背及四肢部。主治肩、背、颈、腰、臀及四肢等部位的风湿肌肉酸痛、麻木不仁，小儿麻痹后遗症，肢体瘫痪，运动障碍等病证。

【流派特点】临床上，孙老常用擦法来疏通儿童后背膀胱经，促进气血运行，从而固护正气，提高抵御外邪的能力。擦法刺激面积大、作用力强、深透作用明显，是临床最常用的手法之一。本法除面部、颈前、胸腹部外，其他部位均可应用，特别适用于肩、背、腰、臀及四肢肌肉较为丰厚的部位。具有舒筋通络、祛风散寒、温经祛湿、活血化瘀、解痉止痛、松解粘连、滑利关节等功效。

十六、捣法

用中指指端，或食、中指屈曲的指间关节着力，有节奏地叩击穴位，称捣法。

【操作】

（1）准备姿势：医者肩、肘、腕关节放松，中指指端或食、中指屈曲的指间关节垂直置于患儿穴位上。

（2）操作方法：以腕关节为中心主动屈伸，带动中指或食、中指垂直施力，有节奏地点击穴位，点击后旋即抬起术手，不要用力太重（如图5-26、图5-27）。

（3）动作要领：捣击时指间关节要自然放松，用力要有弹性，如蜻蜓点水，每次捣击10~15次。

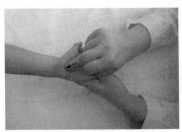

图5-26　捣法（一）

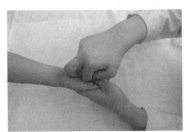

图5-27　捣法（二）

【作用】开导闭塞，祛寒止痛，镇静安神。

【主治】常用于惊风、发热、惊惕不安、四肢抽搐等病证。

【流派特点】捣法多用于小儿四肢的点状穴位。主要用于惊风、抽搐、夜啼等症。孙老强调，操作时要用弹力垂直叩击穴位，叩击后迅速抬起，力度由轻而重，平稳而有节奏，切忌使用暴力。临床上孙重三先生常使用捣小天心以镇惊安神。他认为捣小天心具有双向调节作用，快而重的捣法有兴奋作用，慢而轻的捣法有抑制作用。

十七、捏挤法

医者以两手拇、食指在选定部位（穴位处），固定捏住，然后在使两手拇、食指一齐用力向里挤，再放松，反复操作，使局部皮肤变为红色或紫红色，甚至紫黑色为度，称为捏挤法（如图5-28）。

【操作】

（1）准备姿势：医者双手拇、食指围置于选定部位（穴位）。

（2）操作方法：双手拇、食指同时向中间用力捏挤，至局部皮肤发红或发紫时松开，反复操作，直至局部皮肤出现红紫瘀斑。

（3）动作要领：两手捏住的皮肤要着实，动作要灵活，避免产生剧痛，两手相距约1cm再向里挤。

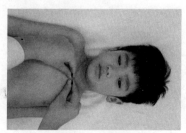

图5-28 捏挤法

【作用】透郁热，散瘀结。

【主治】治疗中暑、痧证、痰食郁结之证。

【流派特点】本法多用于宣泄郁热，通络散结。治疗小儿乳蛾、恶心、呕吐可捏挤天突、清板门，有显著疗效。本法属重刺激手法，有一定痛苦，每穴或部位捏挤一次，接以揉法缓解疼痛，一般放在最后操作。

第六章　孙重三流派小儿推拿复式手法

第一节　孙重三流派"十三大手法"概述

一、复式手法定义

复式手法是按照专用治疗功能组成的"手法－经穴"推拿处方来进行的具有规范化动作结构与操作程式的组合式推拿手法。它具有以下特点：

1.专用的医疗功能

复式手法的"手法－经穴"推拿处方，从临床实用的意义上来说，可以将之视为是古代医家为某种特殊医疗功能而设计的一种推拿验方，故每一种复式手法往往都具有其专用的医疗功效。例如：水底捞明月法，专清心经之热；按弦走搓摩法，专司理气化痰、健脾消积之职等。

2.规范化的动作结构与操作程序

复式手法推拿处方，是由几种单式手法或复合手法及一组由穴位、经络和特殊部位组成的操作路线构成。临证时，每种手法既要注意按其固有的动作结构施术，又要按照严格规定的程序，应用所选定的手法，依次在经穴路线上进行规范的操作。

3.冠有专指的名称

每一个具有规范化操作程序的复式手法套路或操作程式，都冠有一个专指的名称。如"苍龙摆尾""凤凰展翅"等根据操作的形象而命名;"摇肚肘"等根据操作部位的名称和手法命名;还有根据操作的功用而命名的,如"飞经走气""总收法"等。

二、孙重三流派"十三大手法"的渊源

复式手法大都始见于明清时代的小儿推拿专著中,古代医家称其为"大手法"或"大手术"等。由于年代、师承与各家经验等原因,历代医家总结创造的复式手法术式繁多,名称也不同,同名异法、异法同名的现象较为普遍,有时一个名称下竟有五六种截然不同的操作术式。

孙重三先生年轻时师从荣成县名老中医林椒圃,林椒圃是胶东地区颇有名望的中医师,擅治儿科病证,难能可贵的是他还精通针灸推拿,特别是小儿推拿医道。林氏把自己的经验倾囊传授给了孙重三,其中就包括了小儿推拿的"十三大手法"。

孙重三流派代表人张素芳教授的弟子李静(山东中医药大学针灸推拿学院副教授、中医文献专业博士)研究和调查发现,孙重三流派的十三大手法,源于清代的两部小儿推拿专著——《幼科推拿秘书》和《小儿推拿广意》。

《幼科推拿秘书》为清代骆如龙(字潜庵)撰,路民新抄订,成书于清康熙三十年(初刻于雍正三年),又名《幼科推拿全书》《推拿秘书》《推拿秘要》。全书共分五卷,其中卷三"推拿手法"有"十三大手法推拿注释",正式提出了小儿推拿复式操作"十三大手法"。从名称、位置、操作和效用看,孙重三流派"十三大手法"中,有八式操作如摇肚肘法、黄蜂入洞法、水底捞明月法、按弦走搓摩法、二龙戏珠法、猿猴摘果法、揉脐及龟尾并擦七节骨法、按肩井法(即总收法),皆与《幼科推拿秘书》

中相同。故得出结论，上八式操作均出自此书。

《小儿推拿广意》为清代熊应雄（字运英）编，陈世凯（字紫山）重订。约成书于清康熙十五年，又名《幼科推拿广意》。全书共分三卷，中卷介绍手法和操作，提出了"打马过天河"等复式操作。孙重三流派"十三大手法"其余五式操作，如打马过天河法、飞经走气法、苍龙摆尾法、赤凤点头法、凤凰展翅法，无论是名称、位置，还是操作和效用，则与《小儿推拿广意》描述如出一辙。因而得出结论，这五式操作均出自此书。只有"赤凤点头法"一式名称与之不同，《小儿推拿广意》中称"赤凤摇头"，但是位置、操作和效用皆相同。

孙重三流派传人张素芳教授说："自己也反复印证过，孙老先生的十三大手法基本上源于《幼科推拿秘书》和《小儿推拿广意》。"

张素芳教授随孙老学习、工作多年，系统地继承了孙老的学术思想，在孙老整理的基础上，张素芳教授将复式手法进一步归纳、发展，形成了操作姿势潇洒大方、操作力度刚柔相济、节奏变换简洁自然的特点，运用到临床工作中，收到了良好的治疗效果。

孙重三流派"十三大手法"沿用至今，是孙氏流派为传承小儿推拿做出的卓著贡献。目前，在全国小儿推拿界，能够完整地操作和使用复式操作者，以本流派最为突出。

第二节　孙重三流派"十三大手法"详解

孙重三流派复式手法总共有十三式，又称孙重三流派"十三大手法"。这是孙重三先生在多年的临床工作中总结和归纳的复式手法。

一、十三大手法分述

1.摇肘肘法

【部位】肘肘在手和肘关节处。

【手法】医者先以左手拇、食、中三指托患儿之肘肘，再以右手拇、食二指叉入虎口，同时用中指按定天门穴，然后屈患儿之手上下摇之，摇20~30次（如图6-1、图6-2）。

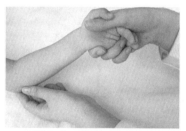
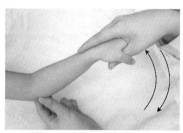

图6-1　摇肘肘法（一）　　　　图6-2　摇肘肘法（二）

【功效主治】本法具有顺气和血、通经活络的作用。用于治疗脘腹痞块、疳积等症。用于治疗气血不和所致的脘腹痞胀、夜寐不安时，可配合揉板门、掐揉四横纹、摩腹等。患儿气血不足，气机运行不畅时，将该手法与补脾经、运八卦、摩中脘、按揉足三里合用，可调和气血，补虚消胀；又如在桡骨小头半脱位的治疗结束后，配合运用此手法，可以通经活络，舒展筋骨，巩固疗效。文献中有寒证往里摇、热证往外摇的记载。

【文献辑要】《按摩经》："肘肘走气：以一手托儿肘肘运转，男左女右，一手捉儿手摇动，治痞。"

2.打马过天河法

【部位】自患儿掌心向上至洪池处。

【手法】医者先以运内劳宫法运之，然后屈患儿四指向上，以左手握住，再以食、中二指顶端自内关、间使，循天河向上一起一落打至洪池为一次。打10~20次。又法，以拇、中二指由内关起，循天河弹到洪池（如图6-3、图6-4）。

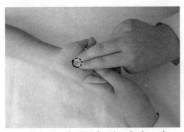
图6-3　打马过天河法（一）

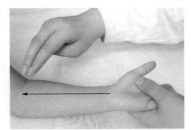
图6-4　打马过天河法（二）

【功效主治】退热、活络、通关节。本法治疗实热虚热均适用，退热效果显著。辨证运用时，本派强调要分清楚热从何来以及哪里有热。若是外感风寒而致发热，可配合推三关、揉一窝风等操作来温阳散寒，解表退热；若是外感风热的发热，可配合清天河水、平肝清肺来疏风清热。若是内热炽盛，可配合退六腑、推下七节骨等来清热泻火；用于治疗高热烦躁、神昏谵语、抽搐等实热病证时，可配合水底捞明月、推脊、捣小天心；若是阴虚内热，应用此法时应当用力轻柔，次数不宜太多。本法还能凉血，治斑疹、紫癜、皮肤干燥瘙痒等。本法属重刺激手法，有一定痛苦，一般放在最后操作。

【文献辑要】《按摩经》："打马过河：温凉。右运劳宫毕，屈指向上，弹内关、阳池、间使、天河边，生凉退热用之。"

《幼科推拿秘书》："打马过天河，此能活麻木，通关节脉窍之法也。马者，二人上马穴也，在天门下。其法以我食将二指，自小儿上马处打起，摆至天河，去四回三，至曲池内一弹。如儿辈嬉戏打破之状。此法退凉去热。"

3.黄蜂入洞法

【部位】在两鼻孔。

【手法】医者以左手扶患儿头部，右手食、中二指轻入患儿鼻孔揉之，揉20~30次（如图6-5）。

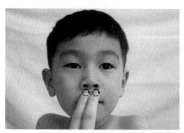

图6-5　黄蜂入洞法

【功效主治】发汗、通气、祛风寒。本法性大热，临床上常用于外感风寒发热无汗，以及急慢性鼻炎，鼻塞流涕，呼吸不畅等疾患。患儿因外感而致鼻塞时，此法必重用。多配合四大手法、拿风池等操作，通鼻窍立效。用于治疗外感风寒感冒时，可配合推三关，拿肩井，揉肺俞、风门。在过敏性鼻炎、腺样体肥大、扁桃体肥大及中耳炎等耳鼻喉疾病的治疗中，此法配合张素芳教授独创的推摩咽周淋巴环法也有显著效果。肺气亏虚而致的反复上呼吸道感染伴有鼻塞、流清涕时，常以此为主穴，配合揉外劳宫、天门入虎口、推指三关，有补益肺气、固表实卫之功效。此法也可以作为家庭保健手法，每日晨起之后及临睡之前操作此法，能有效预防感冒。本法推毕，应以面色红润、微微出汗为度。

【文献辑要】《按摩经》："黄蜂入洞，屈小儿指，揉儿劳宫，去风寒也。"

《幼科推拿秘书》："黄蜂入洞，此寒重取汗之奇法也。洞在小儿两鼻孔，我食将二指头，一对黄蜂也。其法屈我大指，伸我食将二指，入小儿两鼻孔揉之，如黄蜂入洞之状。"

4.水底捞明月法

【部位】在小指掌面至手心处。

【手法】医者先以左手持患儿四指，再以右手食、中二指固定患儿拇指，然后以拇指自患儿小指尖，推至小天心处，再转入内劳宫为一遍。推30~50遍（如图6-6）。

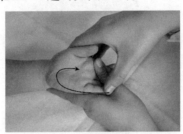

图6-6 水底捞明月法

【功效主治】本手法性凉寒，能退热，取以水济火之意，是五行相克关系的具体运用。实证发热或虚证发热都可使用本法。实热多与大清天河水、推脊、退六腑合用；虚热多与补肾经、揉二马、推涌泉合用。热退后宜中病即止，不可过推。

【文献辑要】《按摩经》："水底捞月，大寒。做法：先清天河水。后五指皆跪，中指向前跪，四指随后，右运劳宫，以凉气呵之，退热可用。若先取天河水至劳宫，左运呵暖气，主发汗，亦属热。""水底捞月最为良，止热清心此是强。"

《小儿推拿广意》："法曰：以小儿掌向上，医左手拿住，右手滴水一点于儿内劳宫，医即用右手四指扇七下。再滴水于总经中，即是心经。又滴水天河，即关腑居中，医口吹上四五口。将儿中指屈之，医左大指掐住，医右手捏卷，将中指节，自总上按摩到曲池，横空二指，如此四五次，在关踢凉行背上，在腑踢凉入心肌。此大凉之法，不可乱用。"

5. 飞经走气法

【部位】自曲池至手指梢。

【手法】医者先用右手握住患儿左手四指，再用左手四指，从曲池起，按之、跳之，至总经处数次。再以拇、中二指拿住患儿阴池、阳池二穴不动，然后右手将患儿左手四指向上往外，一伸一屈，连续搓20~50次（如图6-7、图6-8）。

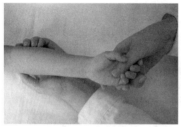
图6-7　飞经走气法（一）

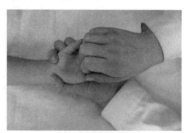
图6-8　飞经走气法（二）

【功效主治】本法专擅气机传送，清肺化痰，善调肺脾两脏气机不利。用于肺系咳嗽等症治疗时常与清肺经、揉掌小横纹、推八道、分推肩胛等操作合用。用于化痰，可配合分推膻中、揉掌小横纹、补脾经。更妙的是此法在脾胃病的积滞、便秘、腹胀等症中也可以运用，多配伍清板门、清大肠、运八卦等，能消积导滞，消胀除满，行气止痛。

【文献辑要】《按摩经》："飞经走气能通气。""飞经走气：先运五经，后五指开张一滚，做关中用手打拍，乃运气行气也，治气可用。又以一手推心经，至横纹住，以一手揉气关，通窍也。"

《小儿推拿广意》："飞经走气法：此法性温。"

6. 按弦走搓摩法

【部位】从两胁至肚角。

【手法】令人抱患儿于怀中，较大的小儿，最好令其两手交叉搭在两肩上，医者以两手从患儿两胁搓摩至肚角处，搓摩50~100次（如图6-9）。

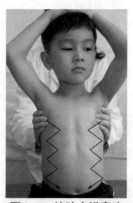

图6-9　按弦走搓摩法

【功效主治】顺气，化痰，除胸闷，开积聚。此法操作从腋下到平肚角，走行线路较长，能通调上中下三焦气机，主要用于积痰积滞引起的胸闷不畅、咳嗽气急、痰喘积聚等症。在上配合推八道等，能开胸化痰，清散上焦之热。用于治疗胸中痰浊不化时，可上下搓擦，以温热为度。中焦配合分腹阴阳、摩中脘等，能消胀除满。用于治疗食积腹胀时，在胃脘部操作时间宜长，力度偏大，以使宿食下行。在下配合顺摩腹、拿肚角，能行气止痛，泻下通便。结合经络走行及解剖结构，张素芳教授认为此法最能健脾和胃、疏肝利胆，并以此为指导，治疗了诸多情志疾病，收到了很好的效果。

【文献辑要】《按摩经》："按弦搓摩：先运八卦，后用指搓病人手，关上一搓，关中一搓，关下一搓，拿病人手轻轻慢慢而摇，化痰可用。""按弦走搓摩，动气化痰多。"

《幼科推拿秘书》："按弦走搓摩，此法治积聚，屡试屡验。

此运开积痰、积气、痞疾之要法也。弦者，勒肘骨也，在两胁
上。其法着一人抱小儿坐在怀中，将小儿两手抄搭小儿两肩上，
以我两手对小儿两胁上搓摩至肚角下，积痰积气自然运化。若久
痞则非一日之功，须久搓摩方效。"

7.二龙戏珠法

【部位】在前臂正面。

【手法】医者以左手持患儿手，使掌心向上，前臂伸直，右
手食、中二指自患儿总经处起，以指头交互向前按之，直至曲池
为一遍，按20~30遍（如图6-10）。

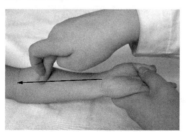

图6-10　二龙戏珠法

【功效主治】此法能镇惊定搐、调和气血、清心除热，治疗
夜寐不安。临床上多与捣小天心、清肝经、补肾经同用，主治表
里不和的惊惕不安、四肢抽搐等症。操作时宜根据患儿病情虚实
调整手法力量。用于安神时可配合摩囟门、运八卦、猿猴摘果。

【文献辑要】《按摩经》："二龙戏珠：以两手摄儿两耳轮戏
之，治惊。眼向左吊则右重，右吊则左重；如初受惊，眼不吊，
两边轻重如一；如眼上则下重，下则上重。"

《幼科推拿秘书》："二龙戏珠：此止小儿四肢掣跳之良法
也。其法性温，以我食将二指，自儿总经上，参差以指头按之，
战行直至曲池陷中，重揉。其头如圆珠乱落，故各戏珠，半表

半里。"

8.苍龙摆尾法

【部位】在手及肘部。

【手法】医者用左手托患儿胛肘,右手握患儿食、中、无名、小指,左右摇动,如摆尾之状,摇20~30次(如图6-11)。

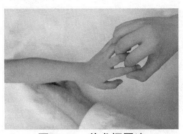

图6-11　苍龙摆尾法

【功效主治】本法具有退热结、宽胸膈、通二便的作用。用于治疗外感病热实结胸证或阳明热盛大便秘结。用于治疗外感热实结胸时,可配合平肝经、大清天河水、退六腑。用于痰热壅肺、腑气不通时,常配伍推八道、按弦走搓摩、清大肠、顺摩腹、推下七节骨等。用于治疗阳明热盛大便秘结时,可配合清胃经、推脊、推下七节骨。治疗二便不通时,不可强求便出,可适当配合灌肠术或导尿术,以免延误病情。本法不可单独用于通导二便。

【文献辑要】《按摩经》:"用手拈小儿小指,名曰苍龙摆尾。"

《小儿推拿广意》:"苍龙摆尾:医右手一把拿小儿左食、中、名三指,掌向上,医左手侧尝从总经起搓摩天河及至肘,略重些,自肘又搓摩至总经,如此一上一下,三四次,医又将左大指、食、中三指搓肘,医右手前拿摇动九次。此法能退热开胸。"

9.猿猴摘果法

【部位】在两耳尖及两耳垂。

【手法】医者以两手食、中二指夹住患儿两耳尖向上提10~20次，再捏两耳垂向下扯10~20次，如猿猴摘果之状（如图6-12、图6-13）。

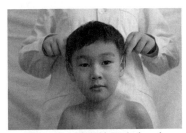
图6-12　猿猴摘果法（一）

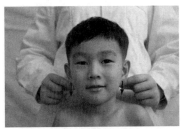
图6-13　猿猴摘果法（二）

【功效主治】定惊悸，除寒积。具体操作时即可双耳同时操作，也可以先做一边再做另一边。该操作法既除寒又能去热，故在临床上常用于寒热往来、疟疾等症。患儿夜眠不安、惊悸哭闹时，常配伍捣小天心、掐心经、抚脊。在治疗惊惕不安、夜啼、发热抽搐时，要辨清寒热虚实。手法操作必须轻柔。

【文献辑要】《按摩经》："猿猴摘果，化痰能动气。""猿猴摘果：以两手摄儿螺蛳上皮，摘之，消食可用。"

《幼科推拿秘书》："猿猴摘果，此剿疟疾，并除犬吠人喝之证良法也，亦能治寒气，除痰退热。其法以我两手大食二指提孩儿两耳尖，上往若干数，又扯两耳坠，下垂若干数，如猿猴摘果之状。"

10.揉脐及龟尾并擦七节骨法

【部位】在肚脐及第七胸椎下至尾闾骨端（即龟尾）。

【手法】先令患儿仰卧，医者一手揉脐，另一手揉龟尾（如

图6-14）。揉毕再令患儿伏卧，自龟尾推至七节骨为补，反之为泻（如图6-15）。

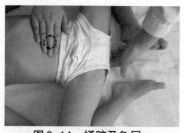

图6-14　揉脐及龟尾

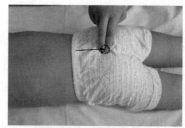

图6-15　擦七节骨

【功效主治】本法具有通调肠腑、和血顺气的作用。用于治疗小儿腹泻、便秘、脱肛等病证。若赤白痢，需先自七节骨擦下龟尾，先泻去大肠热毒，待邪热驱尽，方可固涩止泻，避免闭门留寇；若是虚证，可直向上推七节骨，有补虚固脱之效。治疗便秘时多用泻法。现在临床运用中，为保护患儿隐私，常将此法分解为三步：患儿仰卧位揉脐，再俯卧位揉龟尾，然后在龟尾七节骨之间推拿。推拿时要注意手法的方向、轻重、快慢，以求手法的补泻作用，取得预期的疗效。

【文献辑要】《幼科推拿秘书》："揉脐及龟尾并擦七节骨：此治痢疾、水泻神效。此治泻痢之良法也。龟尾者，脊骨尽头间尾穴也。七节骨者，从头骨数第七节也。其法以我一手，用三指揉脐，又以我一手，托揉龟尾。揉讫，自龟尾擦上七节骨为补，水泻专用补。若赤白痢，必自上七节骨擦下龟尾为泻，推第二次，再用补。先去大肠热毒，然后可补也。若伤寒后，骨节痛，专擦七节骨至龟尾。"

11.赤凤点头法

【部位】在手中指及肘部。

【手法】医者用左手托患儿肘肘，右手捏患儿中指上下摇之，如赤凤点头之状，摇20~30次（如图6-16）。

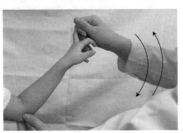

图6-16　赤凤点头法

【功效主治】消膨胀，定喘息，通关顺气，补血宁心。此法在患儿中指操作，取义手厥阴心包经，故名赤凤。配合捣小天心、补脾经、补肾经、运八卦等，有补血宁心之效；配合推肩胛、分腹阴阳、按弦走搓摩、飞经走气等，则能定喘消胀，通关顺气。

【文献辑要】本法无同名文献可考。与之名称相似的有"赤凤摇头"。

《按摩经》："以两手捉儿头而摇之，其处在耳前少上，治惊也。""赤凤摇头助气长。"

《幼科推拿秘书》："赤凤摇头：此消膨胀舒喘之良法也。通关顺气，不拘寒热，必用之功。其法以我左手食将二指，掐按小儿曲池内，作凤二眼，以我右手仰拿儿小食无名四指摇之，似凤凰摇头之状。"

12. 凤凰展翅法

【部位】在手背部。

【手法】医者以两手食、中二指，固定患儿腕部，同时以拇指掐患儿精宁、威灵二穴，并上下摇动，如凤凰展翅之状，摇20~50次（如图6-17）。

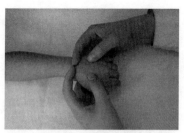

图6-17　凤凰展翅法

【功效主治】本法具有和气血、救暴亡、舒喘胀、除噎、定惊的作用。主治黄肿、痰鸣、昏厥。用于治疗黄肿时，可配合补脾经、揉丰隆、三阴交。用于救急开窍时，可配合掐人中、牙关、印堂等穴。孙重三流派常用急救手法有掐、拿等，比如掐人中、掐承浆、拿合谷、拿委中、拿承山等，根据具体症状灵活选用手法和穴位。本法属重刺激手法，操作次数宜少。注意不要掐破皮肤。

【文献辑要】《小儿推拿广意》："凤凰展翅法：此法性温，治凉。医用两手，托儿手掌向上，于总上些，又用两手四指在下两边爬开，二大指在上阴阳穴往两边爬开，两大指在阴阳二穴，往两边向外摇二十四下，掐住捏紧一刻，医左大、食、中三指侧拿儿肘，手向下轻摆三四下，复用左手托儿肨肘上，右手托儿手背，大指掐住虎口，往上向外顺摇二十四下。"

13.按肩井法（即总收法）

【部位】在手食指、无名指及肩部。

【手法】医者以左手中指，掐按患儿肩井穴（在缺盆上，大骨前一寸半陷中），再以右手拇、食、中三指紧拿患儿食指和无名指，使患儿上肢伸直摇之，摇20~30次（如图6-18）。

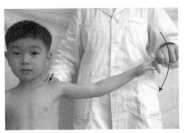

图6-18　按肩井法

【功效主治】能通行一身之气血，诸症推毕，均宜此法收之。肩井为大关津，主司魄门开合，因此具有提神清脑、开通气血的作用，主治感冒、上肢酸痛，预防疾病复发。用于治疗感冒、上肢酸痛时，可配合拿曲池、合谷。在治疗结束时按而摇之，能关闭津门，防汗出复感，体现了未病先防、既病防变的治疗理念。牵拉并摇动患儿上肢时，注意不可过度用力，以免小儿肩、肘关节脱位。

【文献辑要】《幼科铁镜》："井肩穴是大关津，掐此开通血气行，各处推完将此掐，不愁气血不周身。"

《幼科推拿秘书》："总收法：诸症推毕，以此法收之，久病更宜用此，永不犯。其法以我左手食指，掐按儿肩井陷中，乃肩膊眼也。又以我手紧拿小儿食指、无名指，伸摇如数，病不复发矣。"

二、十三大手法应用技巧

复式手法作为小儿推拿中的特定操作术式，自明清以来一直沿用至今，实践证明有较高的医疗价值，并在临床上得到广泛应用。在学习复式手法时，要求学员严格遵循其动作结构的要求，规范操作，体位正确，姿势自然顺畅美观。只有熟练掌握各项操作要领，方能在临床运用自如，取得更好疗效。

临床运用十三大手法时，并非一成不变地程式化操作，而是根据病情的需要，灵活变化推拿的方向、施术的力度、手法的频率，使得同一手法具有多种功效，既可以祛邪实，又可以补正虚，或者补中寓泻，或者泻中寓补，因而祛邪实而不伤正，补正虚而不留邪。比如：运用揉脐及龟尾并擦七节骨法治疗热泻时，须向下擦七节骨，达到泻热通便的目的，而在治疗脾虚泻时，须向上擦七节骨，起到补虚固涩的作用。还有按弦走搓摩法、飞经走气法，如果用于行气则手法轻而快，用于化痰则手法重而缓。再如赤凤点头法用于虚寒性腹痛时，手法操作轻柔和缓，以通关顺气、温中祛寒，用于热吐则上下摆动幅度大，摆动有力，频率快，以起到消积除胀、通关泻热的作用。

复式手法的临床应用范围越来越大。如治疗过敏性鼻炎、腺样体肥大、中耳炎及新生儿突发鼻塞流清涕、张口喘气等，在辨证基础上加黄蜂入洞、天门入虎口，能很快缓解鼻塞气急；咳嗽连声不断，昼以继夜，可配以飞经走气法、按弦走搓摩法，施术一两次连咳可终止；小儿不寐症，即现代医学称之为小儿睡眠障碍综合征，其原因复杂，很难对症用药，往往使家长心身疲惫、焦虑不安，而处方中配以赤凤点头法、二龙戏珠法、摇斗肘法，很快使气血调和，阴阳平衡。此类例子数不胜数，只要用心练习，正确辨证，合理搭配，疗效拈手即来。

十三大手法的精华是利用肢体骨节屈伸摇动，达到百节通利，邪气外泄，脏气内固，从而提高疗效。而在操作过程中，又缓解了患儿的紧张情绪，缩短了医患情感距离，患儿家长满意，提高了小儿推拿社会认可度。十三大手法是孙重三小儿推拿的重要组成部分，是孙重三小儿推拿的精华之一，在国内小儿推拿各派中特色鲜明，独树一帜。

三、注意事项

本类手法，因为具有手法与经穴路线在操作程序上有严格的约定程式，故在操作时要注意以下几点：

（1）手法操作时，先后次序的层次要分明，手法之间的配合与衔接要流畅。

（2）所选定的经络某段路线、穴位连线及部位区域，先后排列要清晰。

（3）本类手法在操作时，往往还有一些动作的配合，如边操作边用口吹气等，以起到与治疗手法的协同作用，故要注意做到协调与适度。

（4）有些复式手法中还应用或需配合关节被动运动手法，由于小儿肢体柔弱，在做被动运动手法时，注意动作要轻柔顺畅，切不可用暴力。

第七章　孙重三流派小儿推拿常用穴位

　　小儿推拿的穴位主要包括特定穴、经穴、经外奇穴、经验穴、阿是穴等，通过手法刺激穴位以调节脏腑经络气血运行，最终达到治病的目的。本章主要介绍常用穴的部位、操作、功效、主治及临床应用。在辨证立法的基础上，根据病情的需要，选择适宜的穴位，指定必要的次数，配以相应穴位。在手法中提到的推运次数，一般是按照年满1岁小儿说的，至于次数的多少，还应根据小儿年龄的大小、体质的强弱、病情的轻重而调整。在部位里提到的分寸，是按小儿的"中指同身寸"（即中指中节侧面两横纹间相隔的距离，折作1寸）而言。此外，取穴定位方法还包括体表解剖标志法、折量寸法、横指同身寸法、简便取穴法等，具体按照穴位位置来定。

第一节　头面颈项部穴位

1.天门

　　【部位】自眉心至前发际线处。

　　【操作】令患儿仰卧，医者站于患儿头上方，两手扶住儿头，两拇指自眉心起，轮换直上推至发际。推30~50次（如图7-1）。

　　【功效】疏风解表，开窍醒脑，镇静安神。

　　【主治】惊风、惊悸、感冒发热、目上视、风痫、呕吐、头痛、目眩、喘咳、精神萎靡。

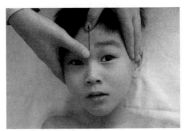

图7-1 （开）天门

【临床应用】常用于外感发热、头痛等症，多与推太阳、推坎宫等合用；若惊惕不安，烦躁不宁，多与清肝经、按揉百会等配伍应用。对体质虚弱出汗较多、佝偻病患儿慎用。

2.坎宫

【部位】眉上1寸，直对瞳孔。

【操作】医者以两手对捧患儿头部，先以拇指掐坎宫一下，再以两拇指顶的侧面自天心向外分推至坎宫。推20~30次（如图7-2）。

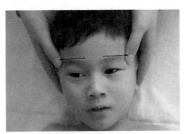

图7-2 （推）坎宫

【功效】疏风解表，醒脑明目，止头痛。

【主治】除昏迷，提精神。治外感发热、目上视、目眵、目痛、头痛、惊风。

【临床应用】治疗外感发热、头痛，多与开天门、运太阳等合用，以疏风解表；治疗目赤痛，多与清肝经、掐揉小天心、清天河水等合用，以清肝明目；治疗近视、斜视、睑废，则常与揉睛明、阳白、鱼腰、瞳子髎、四白等合用，以舒筋通络，明目纠偏。亦可推后用掐按法，以增强疗效。

3. 太阳

【部位】在两眉后凹陷中。

【操作】医者以两手托患儿头部，再以两拇指运之，向前为补，向后为泻。运20~30次（如图7-3）。

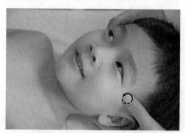

图7-3 （运、揉）太阳

【功效】疏风解表，清热，明目，止头痛。

【主治】急慢惊风、心热、烦躁、感冒无汗、偏正头痛、头昏、口眼歪斜、遗尿。

【临床应用】若外感表实证，则用泻法；若外感表虚、内伤头痛，则用补法。

4. 耳后高骨

【部位】在耳后高骨稍下处陷中，即耳后高骨下方凹陷处。

【操作】医者以两手托儿头部，再以中指运之，向前为补，向后为泻。运20~30次（如图7-4）。

【功效】疏风解表，安神除烦。

【主治】惊风抽搐，烦躁不安，外感头痛，痰涎。

【临床应用】治疗感冒头痛，多与推攒竹、推坎宫、揉太阳等合用；治疗神昏烦躁等症，与清肝经、清心经、掐小天心、清天河水合用。

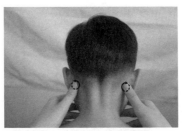

图7-4 （运）耳后高骨

5. 百会

【部位】在两耳尖直上，头顶中央旋毛中。

【操作】医者以左手扶患儿头部，再以右手拇指甲掐之，继以揉之（如图7-5）。

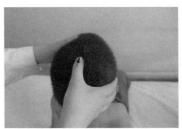

图7-5 （揉）百会

【功效】安神镇惊，升阳举陷，开窍明目。

【主治】惊风、惊痫、头痛、目眩、鼻塞、耳鸣、脱肛、遗尿、失眠、夜啼。

【临床应用】治疗惊风、惊痫、烦躁等症，多与清肝经、清心经、掐揉小天心等合用；治疗遗尿、脱肛等症，常与补脾经、补肾经、推三关、揉丹田合用。

6. 印堂

【部位】印堂，又名眉心，即两眉中间。

【操作】医者左手扶患儿头部，右手拇指侧面自眉心向上推至天庭，推20~30次，继以拇指甲掐之（如图7-6）。如虚寒证或慢惊风，不掐为宜。

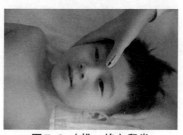

图7-6 （推、掐）印堂

【功效】开窍提神，除昏迷，止抽搐。

【主治】感冒、头痛、惊风、眩晕、惊痫、目斜眼翻、不省人事、鼻渊、鼻塞。

【临床应用】本穴为经外奇穴，又称眉心、大天心。治疗感冒、头痛用推法，多与开天门、推坎宫、运太阳等合用；治疗惊厥用掐法，多与掐人中、掐十宣合用。用灸法，治疗小儿痉挛、小儿脑膜炎、眩晕、头汗。该穴还可作为望诊用。

7. 囟门

【部位】在前发际正中直上，当百会前陷中。

【操作】医者以两手托患儿头部，再以两拇指自发际向上轮换推至囟门，推30~50次。再自囟门向两旁分推，推20~30次。若囟门未闭者，应推至边缘为宜（如图7-7、图7-8）。

【功效】祛风，定惊，开窍醒神。

【主治】头痛、惊风、惊痫、抽搐、两目上翻、头晕、目眩、衄血、鼻塞、解颅、神昏烦躁。

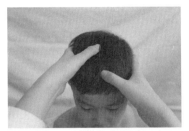
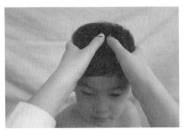

图7-7　（推）囟门（一）　　　图7-8　（推）囟门（二）

【临床应用】治疗头痛、惊风多与开天门合用，以醒脑宁神；治疗鼻塞多与揉迎香、掐年寿合用，以通窍。婴儿在12~18个月，前囟门方能闭合，临床操作时，对囟门未闭者，切不可用力按压。本穴还可用于诊断，囟门凹陷者为气虚，为液脱；囟门隆起者为高热。

8.山根

【部位】在印堂之下，两眼角中间。

【操作】此穴不推，专以拇指甲掐之（如图7-9）。

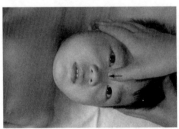

图7-9　（掐）山根

【功效】开窍，醒目，定神。

【主治】惊风、抽搐、醒目定神、退热定痉、开关通窍。

【临床应用】本穴又名"山风""二门"。治疗惊风、抽搐等症常与掐人中、掐老龙等合用。本穴还可用于望诊以诊断疾病，如山根脉络青色为惊为痛，蓝色为喘为咳，赤灰一团为赤白痢疾，青黑之纹为病久或缠绵难愈之疾，色红为夜啼不停。

9.准头

【部位】在鼻尖。

【操作】此穴不推，先以拇指或食指甲掐之，继以揉之（如图7-10）。

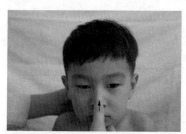

图7-10 （掐）准头

【功效】祛风镇惊，健脾止血，开窍醒神。

【主治】脾虚、胃弱、鼻中息肉、喘急、衄血、鼻塞、多涕、鼻渊、昏迷。

【临床应用】本穴治疗惊风，配掐天庭至承浆，以祛风镇惊；治疗鼻出血，配掐上星、承浆，以止血；治昏厥，配点按内关、足三里，以开窍醒神。本穴可用作望诊，若见鼻端深黄色为内热便结。

10.人中

【部位】在鼻下、唇上正中，近鼻孔处。

【操作】医者一手扶患儿头部，另一手以拇指或食指甲掐之（如图7-11）。

【功效】醒神开窍。

【主治】惊风、昏厥、癫痫、抽搐、唇动、口噤、撮口、面肿、黄疸、水肿、口眼歪斜。

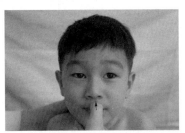

图7-11 （掐）人中

【临床应用】主要用于急救，对于惊风、抽搐、昏厥不省人事、窒息时掐之多有效，多与掐十王、掐老龙等合用。

11.承浆

【部位】在下唇下陷中。

【操作】医者以左手扶患儿头部，右手拇指或食指甲掐之（如图7-12）。

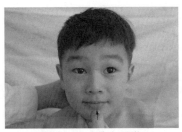

图7-12 （掐）承浆

【功效】安神镇惊，开窍还阳。

【主治】惊风、抽搐、牙疳、面肿、消渴、口眼歪斜、暴哑不言、齿痛、流涎、癫狂。

【临床应用】承浆为手足阳明、督脉任脉之会，与掐人中相配，可以交通任督，升阳提神，用于一切昏厥；掐承浆，能治疗惊风抽搐，牙疳面肿；治疗口眼歪斜、面瘫、齿龈肿痛、三叉神经痛、暴哑不语等，常与合谷、地仓、颊车等配伍应用；与推脾经配合，可治流涎。

12. 耳风门

【部位】在耳珠稍前陷中。

【操作】医者以两手食指同时运之，向前为补，向后为泻。运20~30次（如图7-13）。

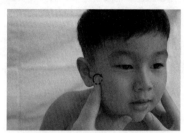

图7-13 （运）耳风门

【功效】息风止痉，聪耳开窍。

【主治】惊风抽搐、口眼歪斜、耳鸣、耳聋、恶寒、齿痛、聤耳。

【临床应用】运耳风门配合揉承浆、掐人中等治疗惊风抽搐、口眼歪斜；治疗耳鸣耳聋，常配合按揉听宫、听会、翳风以使耳聪；治疗牙痛，配合揉颊车、揉丝竹空、揉合谷。

13. 风池

【部位】在后头骨之下，发际上陷凹处，适当顶肌外陷中。

【操作】医者立于患儿身后，两手四指抚患儿前额，两拇指同时于两穴掐（拿）之（如图7-14）。

【功效】发汗解表，祛风散寒，明目。

【主治】头项强痛、目眩、鼻衄、热病汗不出、目赤痛、耳鸣、癫痫、失眠、脚软无力。

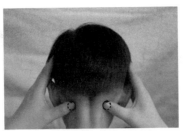

图7-14　（掐、拿）风池

【临床应用】本穴发汗效果显著，掐之往往能立见汗出，若再配合推攒竹、掐揉二扇门等，发汗解表之力更强。多用于治疗感冒头痛、目赤痛、鼻塞不通、发热无汗等表实证。表虚者不宜用掐风池。按揉该穴尚可治疗项背强痛等症。

14.天柱骨

【部位】颈后发际正中至大椎成一直线。

【操作】医者用拇指或食、中指指腹面自上向下直推，称推天柱骨（如图7-15），又称推天柱，亦可用酒盅或汤匙边蘸水自上向下刮，称刮天柱。

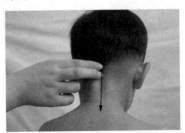

图7-15　（推）天柱骨

【功效】顺气降逆，清热祛痛，息风止痉。

【主治】后头痛、项强痛、呕吐、发热。

【临床应用】推、刮天柱骨能降逆止呕，祛风散寒。主要用于治疗呕吐、恶心、外感发热、项强等症。治疗呕恶多与横纹推向板门、揉中脘等合用，单用本法亦有效，但推拿次数须多才行。治疗外感发热、颈项强痛等症，多与拿风池、掐揉二扇门等同用。用刮法多用汤匙边蘸姜汁或清水自上向下，刮至局部皮下呈红色，可治暑热发痧等症。

第二节　胸腹部穴位

1.天突

【部位】在胸骨切迹上缘凹陷正中，属任脉。

【操作】①按揉天突：用中指端按或揉，称按天突或揉天突，或先按继而揉之，称按揉天突，约30次。②点天突：以食指或中指端微屈，向下用力点3~5次（如图7-16）。③捏挤天突：用两手拇、食指捏挤天突穴，至皮下瘀血成红紫色为止（如图7-17）。

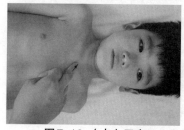

图7-16（点）天突

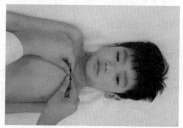

图7-17（捏、挤）天突

【功效】理气化痰，降逆止呕，止咳平喘。

【主治】痰壅气急、咳喘胸闷、咳痰不爽、恶心呕吐、咽痛等。

【临床应用】由气机不利、痰涎壅盛或胃气上逆所致之痰喘、呕吐用按揉、点或捏挤法有效，若配推揉膻中、揉中脘、运八卦、清胃经等法则效更佳；由中暑引起的恶心、呕吐、头晕等症，捏挤本穴，再配捏挤大椎、膻中、曲池等穴，亦有良效。若用中指端微屈向下、向里速按即回，动作宜快，可使之吐。

2.膻中

【部位】在两乳中间陷中。

【操作】医者以两手二至五指，扶患儿两胁，两拇指同时于膻中穴（在胸骨中央，即两乳中间）向左右分推20~30次；再以食、中二指由胸骨柄向下推至膻中穴，推20~30次；最后以中指按膻中穴揉之（如图7-18、图7-19）。

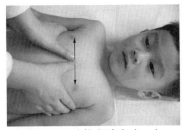
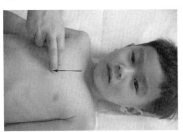

图7-18　（推）膻中（一）　　　　　图7-19　（推）膻中（二）

【功效】宽胸理气，宣肺止咳。

【主治】胸闷、喉鸣、痰喘、咳嗽、恶心、膈胀、嗳气、呕吐。

【临床应用】膻中穴为气之会穴，又名心演、演心。本穴居胸中，胸背属肺，推揉之能宽胸理气，止咳化痰。对各种原因引起的胸闷、吐逆、痰喘、咳嗽均有效。治疗呕吐、呃逆、嗳气常与运内八卦、横纹推向板门、分腹阴阳等合用；治疗咳喘常与推肺经、分推肺俞等合用；治疗痰吐不利常与揉天突、按弦走搓摩、按揉丰隆等合用。

3.乳旁

【部位】在两乳外方约1寸处。

【操作】医者以两手二至五指，扶患儿两胁，再以两拇指同时掐之，继以揉之（如图7–20）。

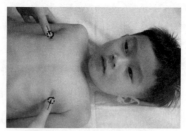

图7–20 （掐、揉）乳旁

【功效】理气，化痰，止咳。

【主治】胸闷、呕吐、咳嗽、痰鸣。

【临床应用】掐揉本穴配推揉膻中、揉肺俞、揉中府、揉云门对痰涎壅塞而致肺不张有效。治疗呕吐可配合横纹推向板门、清胃经等。揉乳根、乳旁同时操作，可加强化痰涎的作用。

4. 八道

【部位】在胸部两侧第一至第五肋间隙。

【操作】医者以两手拇指桡侧缘，自胸骨柄起，沿第一至第五肋间隙顺序向左右分推，再配推揉膻中。推20~50次（如图7–21）。

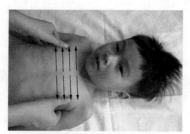

图7–21 （分推）八道

【功效】理气，化痰，止咳。

【主治】咳嗽、胸闷、气喘。

【临床应用】外感咳嗽、内伤咳嗽、痰壅喘鸣、胸闷等都可应用。分推本穴配推揉膻中，则理气止咳化痰的作用更佳。分推八道是孙重三先生的特色操作，为其他历代文献未载。

5. 中脘

【部位】脐上4寸，胸骨下端剑突至脐连线的中点，属任脉。

【操作】令儿仰卧，医者以右手四指按而揉之，揉100~200次（如图7-22）。

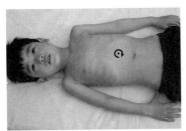

图7-22　（揉）中脘

【功效】健脾和胃，消食和中。

【主治】胃脘痛、腹痛、伤寒发热、呕吐、泄泻、气喘、气噎、腹痛、腹胀、肠鸣、食不消化、痢疾、黄疸等症。

【临床应用】中脘为胃之募穴，专治消化系统疾病。揉摩中脘能健脾和胃，消食和中，主治腹泻、呕吐、腹痛、腹胀、食欲不振等，多与按揉足三里、推脾经等合用。推中脘自上而下操作，有降胃气作用，主治胃气上逆、嗳气呕恶，常配合横纹推向板门；自下而上操作，有涌吐作用，临床少用。

6. 腹

【部位】腹部。

【操作】医者以两手四指自中脘穴向两旁斜下分推之，称分推腹阴阳，推50~100次（如图7-23）。用手掌或四指摩，称摩腹，逆时针摩为补，顺时针摩为泻，往返摩之为平补平泻（如图7-24）。

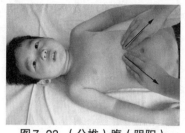
图7-23 （分推）腹（阴阳）

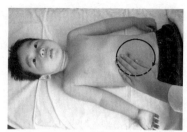
图7-24 （摩）腹

【功效】消食化滞，降逆止呕，健脾止泻，通便。

【主治】身热腹胀、停乳积食、胸闷、消化不良、疳积、便秘、厌食、呕吐。

【临床应用】分腹阴阳能消食理气降气，善治乳食停滞，胃气上逆引起之恶心、呕吐、腹胀等症，临床多与运八卦、推脾经、按揉足三里等配用。治小儿厌食症多与清板门、运八卦、摩腹、捏脊等配用。但脾虚泄泻者慎用。分腹阴阳与按弦走搓摩均有理气降逆的作用，但分腹阴阳主调理脾胃，而按弦走搓摩主疏泄肝胆。摩腹能健脾和胃，理气消食。补法能健脾止泻，用于脾虚、寒湿腹泻；泻法能消食导滞通便，用于便秘、腹胀、厌食、伤乳食泻等，多与分腹阴阳同用；平补平泻则能和胃，久摩之有消乳食、强壮身体的作用，常与补脾经、按揉足三里、捏脊合用，为小儿保健常用手法。

7.神阙

【部位】神阙即肚脐。

【操作】令患儿仰卧，医者以右手掌心，按患儿肚脐，揉摩

100~200次（如图7-25）。

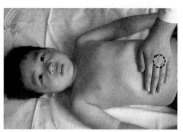

图7-25 （揉）神阙

【功效】温阳散寒，补益气血，健脾和胃，消食导滞。

【主治】泄泻、呕吐、腹胀、腹痛、消化不良、厌食、疳积、肠鸣、痢疾、便结、脱肛、水肿、癃闭。

【临床应用】此穴能补能泻，补之能温阳补虚，治疗寒湿、脾虚、肾虚泄泻，慢性消化不良，慢性痢疾，气虚脱肛等；泻之能消能下，治疗湿热泄泻、痢疾、便秘、实热型脱肛等；平补平泻则能和，多用于先天不足，后天失调，或寒湿凝聚、乳食停滞、伤乳食泻、厌食等。临床上揉脐、摩腹、推上七节骨、揉龟尾常配合应用，治疗效果较好。用平补平泻法，左右摩之，可作为儿童保健法，有消乳食、强健身体的作用。捏挤肚脐与天枢，对腹泻、腹痛有效。

8.肚角

【部位】在脐两旁，两肋弓直下。

【操作】医者以两手拇、食、中三指相对用力，向深处拿之，同时向偏内上方做一推一拉、一紧一松的轻微动作（如图7-26）。

【功效】止痛，导滞，散寒消积。

【主治】寒热、腹痛、腹胀、腹泻、痢疾、便秘。

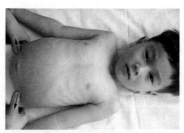

图7-26 （拿）肚角

【临床应用】本穴是止腹痛的要穴，主治受寒、伤食引起的腹痛、腹泻及其他各种原因引起的腹痛，若配一窝风可加强止痛效果。孙重三先生的操作方法有自己的特色，是以两手拇、食、中指配合应用，操作时患儿仰卧，医者站于患儿左侧，医者双手拇指置于肚角穴上，而双手食、中两指置于腰背部与肚角相对应的位置，然后相对用力拿住肚角穴，一提、一紧、一拉、一松的动作反复操作，以患儿能耐受为度，用于治疗腹胀、腹痛、泄泻、痢疾及小儿先天性巨结肠，有奇效。

9.膀胱

【部位】在尿闭时，小腹高起处。

【操作】操作时令儿仰卧，两腿伸直，医者立于儿左侧，左手扶儿膝，右手食、中、无名三指末端，按于穴上，慢慢地向左向右揉之运之，各200~300次。揉运时要求手法轻缓，以患儿能忍受为度（如图7-27）。

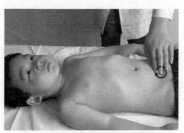

图7-27 （揉、运）膀胱

【功效】调膀胱，利小便。

【主治】小便不利，尿闭。

【临床应用】临床上应用此法配合箕门，治疗小儿尿闭或小儿麻痹症尿闭、手术后尿闭，均有良好效果。揉运膀胱是孙重三先生的特色操作，为其他历代文献未载。

第三节　腰背部穴位

1.肺俞

【部位】在第三胸椎棘突下，旁开1.5寸。

【操作】医者以两手二至五指，扶患儿胁部，再以两手拇指按在穴上揉之，揉100~200次（如图7-28）。

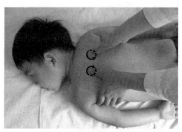

图7-28　（揉）肺俞

【功效】调肺气，补虚损，治咳嗽。

【主治】肺热、气短、喘促胸闷、郁火结胸、感冒咳嗽、吐血、骨蒸、潮热、盗汗、小儿龟背。

【临床应用】本穴多用于治疗呼吸系统疾病，常与推肺经、揉膻中等配伍。如治久咳不愈时，加补脾经，以培土生金；气阴两伤时，可配合补肾经、揉二马等，效果更佳。

2. 脾俞

【部位】在第十一胸椎棘突下，旁开1.5寸。

【操作】医者以两手二至五指，扶患儿胁下，再以两手拇指按在穴上揉之，揉100~200次（如图7-29）。

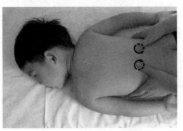

图7-29 （揉）脾俞

【功效】健脾和胃，消食祛湿。

【主治】呕吐、腹泻、痢疾、腹胀、疳积、食欲不振、黄疸、水肿、慢惊、四肢乏力、背痛等。

【临床应用】揉脾俞能健脾胃、助运化、祛水湿。常用于治疗脾胃虚弱、乳食内伤、消化不良等症，多与推脾经、按揉足三里合用。

3. 肾俞

【部位】第二腰椎棘突下，旁开1.5寸。

【操作】医者以两手二至五指，扶患儿髂骨，再以两手拇指按在穴上揉之，揉100~200次（如图7-30）。

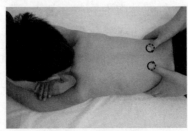

图7-30 （揉）肾俞

【功效】滋阴壮阳，补益肾元。

【主治】腹泻、便秘、少腹痛、下肢痿软乏力、慢性腰背痛、肾虚气喘、目昏、耳聋、耳鸣、水肿等。

【临床应用】揉肾俞能滋阴壮阳，补益肾元，常用于肾虚腹泻、阴虚便秘、下肢瘫痪等症，多与揉二马、补脾经或推三关等合用。治慢性腰背痛常与揉腰俞、拿委中等配合；治疗肾虚气喘与揉肺俞、脾俞等配合应用。

4. 七节骨

【部位】第四腰椎至尾椎骨端（长强穴），呈一直线。

【操作】用拇指桡侧面或食、中二指腹面自下而上或自上而下做直推，分别称推上七节骨和推下七节骨，推100~200次（如图7-31、图7-32）。

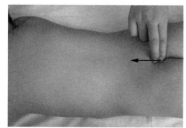 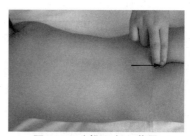

图7-31 （推上）七节骨　　　　　　图7-32 （推下）七节骨

【功效】温阳止泻，泻热通便。

【主治】泄泻、便秘、脱肛。

【临床应用】推上七节骨能温阳止泻，多用于虚寒腹泻或久痢等症。它常与按揉百会、揉丹田等合用，治疗气虚下陷的脱肛、遗尿等症。若属实热证，则不宜用本法，用后多令儿腹胀或出现其他变症。推下七节骨能泻热通便，多用于肠热便秘或痢疾等症。若腹泻属虚寒者，不可用本法，防止出现滑泄。

5. 龟尾

【部位】在尾椎骨端。

【操作】用拇指端或中指端揉，称揉龟尾，揉100~300次（如图7-33）。

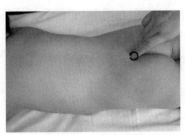

图7-33 （揉）龟尾

【功效】通调大肠。

【主治】泄泻、便秘、脱肛、遗尿。

【临床应用】龟尾穴，揉之能通调督脉之经气，调理大肠的功能。穴之性能平和，能止泻，也能通便，多与揉挤，推上七节骨配合应用，以治腹泻、便秘等症。

第四节　上肢部穴位

1. 脾经

【部位】脾经在拇指桡侧面。

【操作】医者以左手握住患儿手，同时以拇、食二指捏患儿拇指，使之微屈，再以右手拇指，自患儿拇指尖推向板门为补（如图7-34）。若将患儿拇指伸直，自板门推向指尖为泻（如图7-35）。推100~200次。

【功效】补脾经能健脾胃、补气血。清脾经能清热化湿、利痰止呕。

【主治】急热惊风、伤乳伤食、身热腹胀、吐哕嗳气、少食多睡、昏迷喘促、体质虚弱、肌肉消瘦、便血、痢疾、黄疸、咳嗽及斑、疹、痧隐而不透；慢惊风、慢脾风、不思饮食、腹胀成积、疳积、腹痛、飧泻、水泻、元气虚弱、自汗盗汗、身瘦无力。

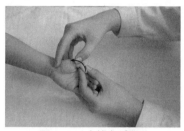
图7-34 （补）脾经

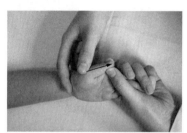
图7-35 （泻）脾经

【临床应用】凡实热各证，均宜用泻法。凡脾胃虚寒各证，均宜用补法。治疗脾胃虚弱、气血不足引起的腹泻、食欲不振、消化不良、肌肉消瘦等症，多与推三关、捏脊、运八卦等合用。治疗湿热熏蒸、皮肤发黄、恶心呕吐、腹泻、痢疾等症，多与清天河水、清肺经、揉小天心、推小肠等清热利湿法合用。小儿脾胃薄弱，不宜攻伐太过，一般情况下，脾经多用补法，体壮邪实者方可用清法。

2.肝经

【部位】在手食指末节掌面。

【操作】医者以左手握住患儿手，使手指向上，手掌向外，以右手拇指掌面由下往上推之为清（如图7-36），反之为补（如图7-37）。推100~200次。

【功效】平肝泻火，息风镇痉，解郁除烦，和气生血。

【主治】目赤昏瞀、烦躁不宁、五心烦热、口苦咽干、头晕头痛、耳鸣等。

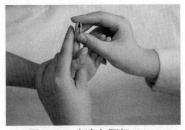
图7-36 （清）肝经

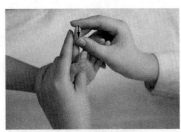
图7-37 （补）肝经

【临床应用】主治惊风抽搐、烦躁不安、目赤肿痛、五心烦热等症，多与清心经、掐揉小天心、补肾经、退六腑合用。肝经宜清不宜补。若肝虚应补则须补后加清或以补肾经代之，称为滋肾养肝法。

3.心经

【部位】在手中指末节掌面。

【操作】医者先以左手握住患儿手，使手指向上，手掌向外，以右手拇指掌面，由患儿中指末节掌面向上推之为清（如图7-38），反之为补（如图7-39）。推100~200次。

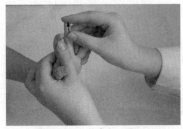
图7-38 （清）心经

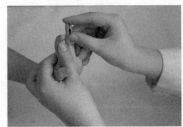
图7-39 （补）心经

【功效】清法可清热、退心火。补法可益气和血、补心。

【主治】惊风、惊吓、身热、无汗、五心潮热、重舌、木舌、口疮热证、胸闷烦满、面赤腹痛、小便短赤，以上各症均宜泻之。慢惊风、慢脾风、胆怯、气虚、睡卧露睛，凡属心虚不足之证，均宜补之。

【临床应用】治疗心火旺盛而引起的高热面赤、神昏烦躁、口舌生疮、小便短赤、惊风、惊吓等，多与退六腑、清天河水、清小肠等合用。清心经临床可以清天河水代替。补心经可用于气血虚弱、心烦不安、睡卧露睛等症，多与补脾经、推三关、揉二马、补肾经等合用。本穴宜用清法，不宜久用补法，需补时可补后加清，或以补脾经代之，以防扰动心火。

4.肺经

【部位】在手无名指末节掌面。

【操作】医者先以左手握住患儿手，使手指向上，手掌向外，以右手拇指掌面推之，向上为清（如图7-40），向下为补（如图7-41）。推100~200次。

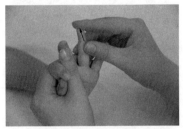
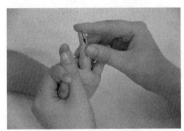

图7-40　（清）肺经　　　　　　图7-41　（补）肺经

【功效】清肺经能宣肺清热，疏风解表，化痰止咳。补肺经能补益肺气。

【主治】感冒、咳嗽、急惊、肺热、胸满、喘促、痰咳、鼻干、气闷、面白、盗汗、脱肛、遗尿、便秘。凡肺经实热者宜清，虚寒者宜补。

【临床应用】治疗感冒发热、咳嗽气喘、痰鸣、鼻干、鼻流浊涕等症，多与清天河水、退六腑、运八卦等合用。治疗肺气虚损、少气懒言、面白、自汗、盗汗、遗尿、脱肛、大便秘结等，配伍补脾经、推三关、揉二马等。

5. 肾经

【部位】在手小指掌面，稍偏尺侧，从指尖直至阴池。

【操作】医者以左手握住患儿手，使手掌向上。以右手拇指，从患儿小指尖推到阴池为清肾经（如图7-42），由阴池推到小指尖为补肾经（如图7-43）。均推100~200次。

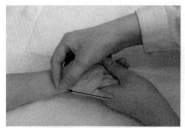
图7-42 （清）肾经

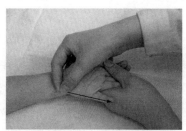
图7-43 （补）肾经

【功效】补肾经能滋肾壮阳，强壮筋骨。清肾经能清利下焦湿热。

【主治】膀胱蕴热、小便不利、腹胀泄泻、小肠疝气等症，宜清。先天不足、久病虚弱、面黑睛暗、肾亏骨软等症，宜补。

【临床应用】治疗先天不足、久病体虚、五更泄泻、久泻、遗尿、喘息等，多与补脾经、揉二马、推三关等合用。治疗膀胱蕴热、小便赤涩、腹泻、小儿肾炎等，常配伍掐揉小天心、清小肠、推箕门等。

6. 胃经

【部位】拇指第一节掌面。亦有在大鱼际肌桡侧赤白肉际之说。

【操作】医者以左手握住患儿手，使手掌向上。以右手拇指，从患儿掌横纹推到拇指根为清胃经（如图7-44），由拇指根推到掌横纹为补胃经（如图7-45）。均推100~300次。

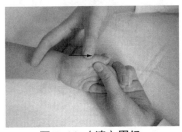

图7-44 （清）胃经

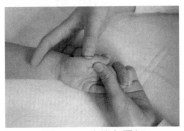

图7-45 （补）胃经

【功效】清脾胃湿热，消食积，降逆止呕。

【主治】恶心、呕吐、呃逆、嗳气、泄泻、吐血、衄血等。

【临床应用】清胃经，能清脾胃之湿热，和胃降逆，泻胃火，除烦止渴。亦可用于胃火上亢引起的衄血等症。临床上可单独用，亦可与其他穴位合用。补胃经能健脾胃，助运化，临床上常与补脾经、揉中脘、摩腹等合用。

7. 板门

【部位】手掌拇指本节后，鱼际肉处。

【操作】①运板门：医者先以左手托住患儿左手，再以右手食、中二指夹住患儿拇指，同时以中指拿患儿的合谷穴，然后再以拇指拿本穴，继以运之（如图7-46）。运50~100次。②板门推向横纹：医者以左手握住患儿手，使掌心向上，再以右手拇指侧面自板门推向掌横纹（如图7-47）。推50~100次。③横纹推向板门：医者以左手握住患儿手，使掌心向上，再以右手拇指侧面，自掌横纹推向板门（如图7-48）。推50~100次。

【功效】运板门能健脾和胃，消食化滞，调理气机。板门推向横纹，能止泻。横纹推向板门，能止呕。

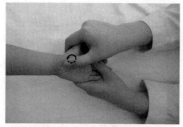

图7-46 （运）板门

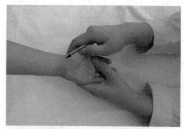

图7-47 板门推向横纹

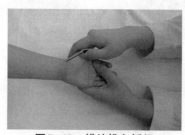

图7-48 横纹推向板门

【主治】食欲不振、伤乳食、呕吐、泄泻、腹胀、气喘、嗳气等。

【临床应用】治疗乳食停积、腹胀腹泻、食欲不振、呕吐、嗳气等症，多与推脾经、运八卦、分腹阴阳等合用。治腹泻、呕吐等，亦可单用本穴治疗，但推拿时间宜长。用于脾阳不振、乳食停滞引起的泄泻，多与推大肠、推脾经等合用。用于胃气受伤、失于和降所致呕吐，多与推脾经、推天柱骨、分腹阴阳、运八卦等合用。

8. 天门入虎口

【部位】在拇指尖尺侧至虎口处。

【操作】医者以左手拇、中二指捏患儿拇指，食指托儿指根，右手食、中二指夹住患儿的食、中、无名、小四指，使手指向上，手掌向外，再以拇指侧面，自患儿拇指尖尺侧沿赤白肉际，推到虎口（如图7-49）。推100~200次。

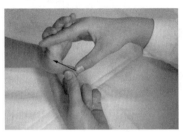

图7-49　天门入虎口

【功效】益气活血，健脾助运。

【主治】寒热、泄泻、痢疾、腹痛。

【临床应用】本穴主治寒热、泄泻、痢疾，能和血通关，清肝胆之火，除大肠之热。

9. 大肠

【部位】在食指桡侧面。

【操作】医者以左手托住患儿手，使掌侧置，右手食、中二指，夹住患儿拇指，然后以拇指侧面，自患儿食指桡侧边，推向虎口为补（如图7-50），反之为泻（如图7-51）。推100~300次。

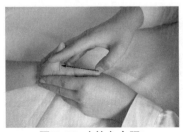

图7-50　（补）大肠

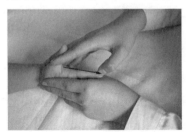

图7-51　（泻）大肠

【功效】补法可健脾固肠止泻。泻法可清热泻火，退肝胆之火。

【主治】赤白痢疾、寒热泄泻、肝胆火旺、腹痛、便秘、脱肛。

【临床应用】孙重三先生临床多用推大肠配伍推脾经、推上七节骨治疗小儿腹泻，虚证用补法，实证用泻法，随症灵活加减应用。如虚寒泻，加推三关，捏脊；湿热泻，去推上七节骨，加清天河水，退六腑，推箕门；伤食泻，加运板门，运八卦；气虚，加天门入虎口等，效果较好。

10. 指三关

【部位】在食指上、中、下三节掌面桡侧，即风、气、命三关。

【操作】医者以左手握住患儿手，右手食、中二指夹住患儿拇指，再以拇指侧面，自患儿食指掌面，稍偏桡侧，从指端推至虎口（如图7-52）。推100~200次。

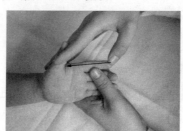

图7-52 （推）指三关

【功效】和血通关，平肝胆之火，清大肠之热。

【主治】寒热泻痢。

【临床应用】本穴还可作望诊用，察指纹即为验三关。红黄相兼为正常。若有病变，则以浮沉辨表里，红紫辨寒热，淡滞定虚实，三关测轻重。

11. 小肠

【部位】在小指尺侧边缘，自指尖至指根。

【操作】医者先以左手握住患儿手，使手掌向上，再以右手拇指，从患儿小指尖推到小指根为补小肠（如图7-53），由小指根到小指尖为清小肠（如图7-54）。均推100~200次。

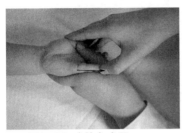

图7-53　（补）小肠

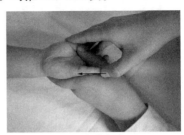

图7-54　（清）小肠

【功效】滋阴补虚，清热利尿，泌别清浊。

【主治】小便赤涩、水泻、午后潮热、口舌糜烂等。

【临床应用】本穴多用清法，主要用于小便短赤不利或尿闭、泄泻等。若心经有热，移热于小肠，以本法配清天河水，能加强清热利尿的作用。若阴虚水亏，小便短赤，可用补法。

12.四横纹

【部位】四横纹在食、中、无名、小指的掌面，第二节横纹中间。

【操作】医者以左手握患儿手掌，使掌面向上，手指略屈，再以右手拇指甲，自患儿食指依次掐至小指，继以揉之（如图7-55）。

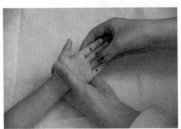

图7-55　（掐、揉）四横纹

【功效】退热除烦，散瘀结，调中行气，和气血，消胀。

【主治】气血不畅、腹痛、腹胀、疳积、消化不良、喘促气闷、胸满、痰嗽、口唇干裂、腹痛等。

【临床应用】用于胸闷痰喘，多与运八卦、推肺经、推膻中等合用；用于内伤乳食、消化不良、腹胀等，可与捏脊、推脾经、揉板门合用。

13.内劳宫

【部位】在手掌中央，即以患儿中指、无名指，屈向掌心，当两指尖所着之处，中间是穴。

【操作】医者先以左手握患儿四指，使手伸直，再以右手食、中二指夹住患儿拇指，然后以拇指甲掐之，继以揉之（如图7-56）。

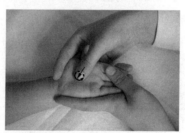

图7-56 （掐、揉）内劳宫

【功效】清热除烦，息风凉血。

【主治】心热抽搐、睡卧不安、感冒发烧、恶寒无汗、气逆呕哕、烦渴、口臭、口疮、溺血、便血、牙龈溃烂、癫狂、痫证、癔症、手指麻木、衄血。

【临床应用】本穴属心包络，为清热除烦的效穴。治疗发热、五心烦热、口舌生疮、烦渴、齿龈糜烂、便血等，多与清天河水、掐揉小天心等合用。推拿时在内劳宫穴滴一滴凉水，用口边吹边揉，则清热之力更强。

14.八宫（八卦）

【部位】以手掌中心为圆心，以掌心至中指根的2/3为半径画圆，圆弧线上平均分成八份，即分乾、坎、艮、震、巽、离、坤、兑八宫，其中离宫正对中指根，坎宫正对掌根，震在桡侧，兑在尺侧。

【操作】医者先以左手持患儿左手四指，使掌心向上，同时拇指按定离宫，再以右手食、中二指夹住患儿拇指，然后以拇指自乾向坎运至兑宫为一遍（如图7-57）。在运至离宫时，应从左手拇指上运过，否则恐动离火。运50~100次。

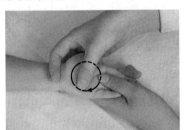

图7-57　（运）八宫

【功效】顺运八卦能宽胸理气，止咳化痰，行滞消食。逆运八卦能降气平喘。

【主治】急慢惊风、痰喘咳嗽、吐乳胸闷、泄泻、腹胀、食欲不振、恶寒、发热等。

【临床应用】治疗胸闷、咳嗽、气喘、呕吐、腹胀、腹泻、食欲不振等，常配伍推脾经、掐揉四横纹、揉板门、推揉膻中、分腹阴阳等。治疗痰喘呕吐等，多与推天柱骨、推膻中等合用。临床上分运八卦常与顺运或逆运八卦合用。乾震顺运能安魂；巽兑顺运能定魂；离乾顺运能止咳；坤坎顺运能清热；坎巽顺运能止泻；巽兑逆运能止呕；艮离顺运能发汗；揉艮宫能健脾消食。

15. 小天心

【部位】在患儿手掌根部，掌横纹之前，阴池、阳池之间。

【操作】医者先以左手托住患儿手，使掌心向上，再以右手拇指甲掐之，继以向外旋转的泻法揉之（如图7-58、图7-59）。

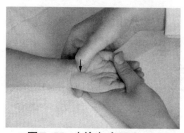
图7-58 （掐）小天心

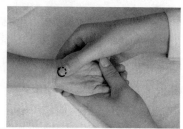
图7-59 （揉）小天心

【功效】清热，镇惊，利尿，明目。

【主治】急热惊风、抽搐、烦躁不安、夜啼、小便赤涩、眼上视下翻、目定无神、痘疹不欲出。揉之，能清膀胱之热，通利小便。

【临床应用】治疗心经有热、惊风、夜啼等，常与清天河水、揉二马、清肝经等合用。若心经热盛，移热于小肠，出现口舌生疮、小便赤涩等，多与清天河水、清小肠、揉二马合用。若眼上翻者，则向下掐、捣；右斜视者向左掐、捣；左斜视者向右掐、捣。本穴与内劳宫同属心包络，均能清心经之热，镇惊安神，但内劳宫清热力强，小天心安神力强，并能利尿、透疹。

16. 阴阳

【部位】在手掌根部，自小天心处向两旁分至阳池、阴池。

【操作】医者两手食指固定患儿掌根两侧，中指托住患儿手背，无名指、小指固定患儿的四指，然后以两拇指向外分推（如

图7-60）。推100~150次。

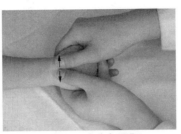

图7-60　（分）阴阳

【功效】平衡阴阳，调和气血，行滞消食。

【主治】急慢惊风、乳食积滞、寒热往来、身热不退、烦躁不安、腹泻、呕吐、痰涎壅盛。

【临床应用】用于阴阳不调、气血不和所致寒热往来、烦躁不安、腹胀、泄泻、呕吐、痢疾、乳食停滞等。实热证，阴池宜重分；虚寒证，阳池宜重分。孙重三先生善用分手阴阳，临证时其处方的第一个穴位常常是本穴，正如《幼科推拿秘书·推拿手法·分阴阳》中："盖小儿之病，多因气血不和，故一切推法，必先从阴阳分起。"

17.总筋

【部位】在手腕掌后横纹中点。

【操作】①揉总筋：以拇指或中指按揉之（如图7-61）。②拿总筋：以拇指按穴位上，以食指按手腕背部对合拿之，另一手握其四指摆动。

【功效】清心热，退潮热，通调周身气机。

【主治】心经热、口舌生疮、潮热、牙痛、肠鸣吐泻、惊风抽搐。

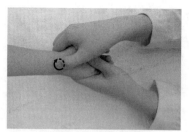

图7-61 （揉）总筋

【临床应用】本穴能清热，亦能通调周身气机。用揉法操作宜快，稍用力，对实热、潮热皆有疗效。若口舌生疮，潮热，夜啼，用掐揉法，配清天河水能加强其清热的作用。

18. 十王穴（十宣穴）

【部位】在两手五指尖，靠近指甲处。

【操作】医者以左手握住患儿手，使手掌向外，手指向上，再以右手拇指甲，先掐患儿中指，然后逐指掐之（如图7-62）。掐3~5次。

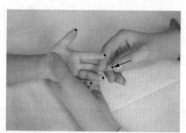

图7-62 （掐）十王穴

【功效】主要用于急救。孙重三先生认为此穴可退实热。

【主治】急热惊风、抽搐天吊、心热、烦躁、惊吓不安、身烧潮热、神呆、多啼、精神恍惚。

【临床应用】用于急救时多与掐人中、掐老龙、掐少商等合用。

19.运土入水，运水入土

【部位】从患儿拇指端至小指端，沿手掌边缘呈一条弧形曲线。

【操作】医者以左手握住患儿手指，使手掌向上，同时，拇、中二指捏患儿拇指，再以右手拇指侧面，自患儿拇指端，循手掌边缘，向上推运至小指端为一次，称运土入水（如图7-63）；反之，称运水入土（如图7-64）。推运100~200次。

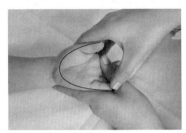
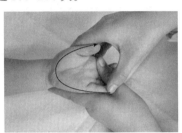

图7-63 运土入水　　　　　　　图7-64　运水入土

【功效】运土入水主清脾胃之湿热，补肾水之不足。运水入土主健脾补虚，止泻，利小便。

【主治】运水入土治疗吐泻、痢疾。运水入土治疗体弱腹胀、青筋暴露、痢疾泄泻、小便不利、饮食停滞。

【临床应用】运土入水能清脾胃湿热，利尿止泻，常用于新病、实证，如因湿热内蕴而见少腹胀满、小便赤涩、泄泻、痢疾等症。运水入土能健脾而助运化，润燥而通大便，多用于因脾胃虚弱而见完谷不化、腹泻痢疾、疳积、便秘等症。

20.五指节

【部位】五指节在手指背面，中间骨节处。

【操作】医者以左手握患儿手掌，使掌面向下，以右手拇指使患儿五指微屈，依次掐之，继以揉之（如图7-65）。

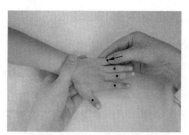

图7-65 （掐、揉）五指节

【功效】掐揉五指节能祛风通关开窍，醒神定痉，安神镇惊。揉五指节能祛风痰。

【主治】惊风抽搐、口吐涎沫、醒神定痉、通关开窍、咳嗽痰盛。

【临床应用】治疗惊惕不安、惊风等症，多与清肝经、掐老龙等合用。治疗胸闷、痰喘、咳嗽、吐涎等症，多与运八卦、推揉膻中等合用。捻搓五指节可治扭挫伤引起的关节肿痛、屈伸不利等症。经常搓揉该穴可增强小儿智力，用于小儿保健。

21.二扇门

【部位】在手背中指本节两旁陷凹中。

【操作】令患儿手掌向下，医者先以两手食、中二指固定患儿腕部，无名指托患儿手掌，然后以两拇指甲于本穴同时掐之，继以揉之（如图7-66）。

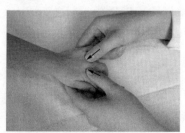

图7-66 （掐、揉）二扇门

【功效】发汗解热，安神止痉。

【主治】发热无汗、伤风、感冒、痰喘气粗、呼吸不畅、急惊风、抽搐、口眼歪斜。

【临床应用】如欲发汗，先掐心经与外劳宫，再重按太阳穴，然后掐此穴，至患儿头部及前后身微汗出为止。如口眼歪斜，向右歪者，宜重掐左手穴；向左歪者，宜重掐右手穴。本穴性温，散而不守，易伤阳耗气，故对体虚患儿须用本穴时，必先固表（补脾经、补肾经、揉肾顶），然后再用汗法，操作时要稍用力，速度宜快。

22.外劳官

【部位】在手背，与内劳宫相对。

【操作】令患儿手掌向下，医者以左手拇、食二指捏患儿中指，轻轻屈之，以右手食、中二指固定患儿腕部，以拇指甲掐之，继以揉之（如图7-67）。

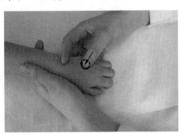

图7-67　（掐、揉）外劳官

【功效】温阳散寒，升阳举陷，发汗解表。

【主治】腹痛、肠鸣、泄泻、消化不良、脱肛、遗尿、咳嗽、气喘、疝气等。

【临床应用】主治一切寒证，不论外感、内伤皆宜。常用于治疗外感风寒、鼻塞流涕、脏腑积寒、完谷不化、腹痛肠鸣、泄泻、痢疾、疝气等。对于遗尿、脱肛多与补脾经、补肾经、揉二马等合用。小儿手背皮肤娇嫩，操作不慎易损伤皮肤，治疗时应予注意。

23. 威灵

【部位】在手背，外劳宫旁，二、三掌骨交缝处。

【操作】令患儿手掌向下，医者以左手拇、食二指捏患儿食指向上向外，再以右手食、中二指固定患儿腕部，以拇指甲掐之，继以揉之（如图7-68）。

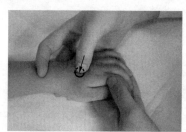

图7-68 （掐、揉）威灵

【功效】开窍醒神。

【主治】耳鸣、头痛、急惊暴死、昏迷不醒。

【临床应用】治疗急惊暴死、昏迷不醒，若掐之有声者易治，无声者难治。

24. 精宁

【部位】在手背，外劳宫旁，当无名指与小指本节后陷中。

【操作】令患儿手掌向下，医者以左手拇、食二指捏患儿无名指向上向内，再以右手食、中二指固定患儿腕部，以拇指甲重掐之，继以揉之（如图7-69）。

【功效】祛痰涎，消痞积。

【主治】痰喘、气吼、干呕、痞积。

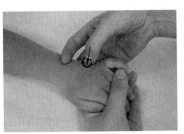

图7-69　（掐、揉）精宁

【临床应用】除用于治疗痰食积聚、干呕、疳积等，还可用于急救。治疗急惊昏厥，多与掐威灵合用，以加强开窍醒神之作用。

25.二人上马（二马、上马）

【部位】在手背无名指与小指中间的后方，与手掌兑宫相对。

【操作】医者以左手握住患儿手，使手心向下，再以右手拇、中二指相对掐之，继以揉之（如图7-70）。

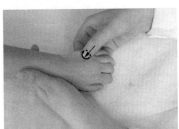

图7-70　（掐、揉）二人上马

【功效】补肾滋阴，顺气，滋肾，清心，利小便。

【主治】小便赤涩、神昏、腹痛、体虚、淋证、脱肛、遗尿、消化不良、牙痛、咬牙、喘促。

【临床应用】治疗阴虚阳亢、潮热盗汗、烦躁、小便赤涩、牙痛、久病体虚、睡时磨牙等，常与其他补益穴合用。本穴对小便闭塞，疗效明显。对体质虚弱，肺部有干啰音者，配揉小横

143

纹，有湿性啰音者，配揉掌小横纹，多揉有效。

26.合谷

【部位】在手虎口歧骨间陷中。

【操作】医者先以左手握患儿手，使其手掌侧置，再以右手的食、中二指固定患儿腕部，然后以拇指甲重掐之，继以揉之（如图7-71）。

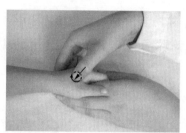

图7-71 （掐、揉）合谷

【功效】清热，通络，止痛。

【主治】头痛、项强、身热无汗、鼻衄、喉痛、口噤不开、积食不化、口疮、面肿。

【临床应用】治疗发热无汗、头痛、项强时，常配合推肺经、揉太阳、拿风池等。治疗头面部及其他部位的病证时，可配伍阿是穴及相关穴位。

27.一窝风

【部位】在手背，腕横纹中央陷凹中。

【操作】令患儿手掌向下，医者以左手托患儿手，使手略向上屈，再以右手拇指或食指掐之，继以揉之（如图7-72）。

【功效】温经通络，行气散寒，止腹痛。

【主治】伤风感冒、一切腹痛、急慢惊风。

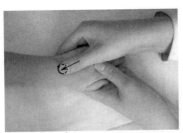

图7-72　（掐、揉）一窝风

【临床应用】对于因受凉、食积等各种原因引起的腹痛，均可用之来治疗。另外，该穴还具有温通经络的作用，对于风湿性关节炎，也有一定的作用。本穴与二扇门、外劳宫皆温阳散寒，但一窝风主要用于腹痛，又能祛经络之寒以治痹痛，外劳宫主要用于脏腑积寒与气虚下陷之证，二扇门主用于外感风寒无汗。

28.三关

【部位】在前臂桡骨上缘，自桡侧大横纹头直上至曲池。

【操作】令患儿侧置其掌，手心向内，医者以左手持患儿左手，食指在下伸直，托患儿前臂，再以右手食、中二指，自桡侧大横纹头，直上推至曲池（如图7-73）。推100~200次。

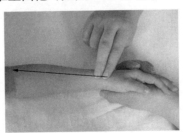

图7-73　（推）三关

【功效】益气活血，温补下元，温阳散寒，发汗解表，补虚逐邪，和血顺气，培养一身根本。

【主治】腹痛、泄泻、食欲不振、病后衰弱、四肢无力、疹出不透、小儿肢体瘫痪。

【临床应用】治疗气血虚弱、命门火衰、下元虚冷、身体虚弱、四肢厥冷、面色无华、食欲不振、疳积、吐泻等阳气不足、气血亏虚证，多与补脾经、补肾经、揉二马、运八卦等合用。用于疹毒内陷、斑疹不出、黄疸、阴疸、感冒恶寒等证，多与推脾经、清肺经、运八卦、掐二扇门等合用。

29. 六腑

【部位】在前臂尺骨下缘，从肘尖至尺侧大横纹头。

【操作】令患儿掌侧置，手心向内，医者以左手持患儿左手，食指在上伸直，抚患儿前臂，再以右手食、中二指尖推至大横纹头。若女孩则从右手大横纹头推至肘尖（如图7-74）。推100~200次。

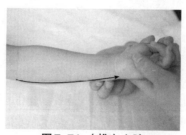

图7-74 （推）六腑

【功效】清热，凉血，解毒，止汗。善清营分、血分热。

【主治】一切实热证，如心热烦躁、脏腑郁热积滞、肺气不降、大便干燥、口渴、惊风、鹅口疮、重舌、腮腺炎、肿毒、热痢。

【临床应用】本穴性大寒，对脏腑郁热积滞、壮热苔黄、口渴咽干、痄腮、肿毒、大便干燥等实热证均可应用。本穴与补肺经合用止汗效果较好。本穴与推三关为大凉、大热要穴，可单用，亦可两穴合用。若患儿阳气不足、下元虚冷、久泻等可单用推三关；若高热烦渴、大便干燥等可用退六腑。两穴合用能平衡阴阳，防止大凉、大热伤其正气。孙重三先生认为本穴清热作用平和，多用于实热证，可清热解表，多用于体温在39℃以上者。

30. 天河水

【部位】在前臂正面，自总经（筋）至肘弯中间成一直线。

【操作】医者以左手持患儿手，使掌心向上，食指在下伸直，托患儿前臂，再以右手拇指侧面或食、中二指正面，自总经（筋）向上成直线推之，称为清天河水（如图7-75）。推100~200次。

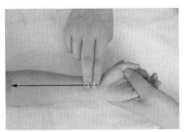

图7-75　（清）天河水

【功效】清热解表，泻心火，除烦躁。

【主治】急热惊风、惊啼烦躁、身热腹胀、口渴饮冷、脾胃积热、一切实热各证。

【临床应用】本穴性微凉，清热而不伤阴。治疗感冒、发热、头痛、恶风、汗出、咽痛等症，常与四大手法合用。清天河水清热而不伤阴，善清卫分、气分之热，虚热、实热皆可用。治疗五心烦热、烦躁不安、惊风、口舌生疮、弄舌、重舌等，可与清心经、清肝经等合用。孙重三先生认为本穴清热作用平和，善清表热、潮热、多用于体温在39℃以下者。

31. 曲池

【部位】曲池在肘弯横纹头陷中。

【操作】一手使患儿屈肘，另一手握住患儿肘部，以拇指甲于穴位上掐之，继以揉之（如图7-76）。

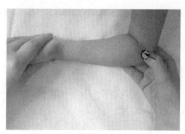

图7-76 （掐、揉）曲池

【功效】解表退热，利咽。

【主治】外感身热、逆气、嗳气、呕吐涎沫、咽喉肿痛、齿痛、目赤痛、瘰疬、瘾疹、腹痛、癫狂、皮肤干燥。

【临床应用】临床主要用于治疗风热感冒、咽喉肿痛、咳喘等，多与清天河水、清肺经合用。治疗上肢痿软，多与手三里、合谷等配伍。

32. 肋骨弓

【部位】肋骨弓从十一肋至肘部。

【操作】令儿取半侧卧位，先掐肩井、臂臑、肩髃各30次，然后一手握儿肘关节使之上举，掌面向头，另一手以尺侧掌根，自儿十一肋端向上轻轻推至肘部10~20次（如图7-77）。

【功效】疏通经络，行气活血。

【主治】小儿麻痹症手不能上举。

【临床应用】推肋骨弓是孙重三先生的特色操作，其他历代文献未载。若治疗小儿麻痹后遗症上肢不能抬举，孙先生多用推上肋骨弓配合掐臂、掐臑会、掐肩贞、掐肩井。

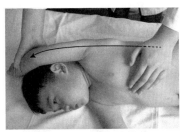

图7-77　（推）肋骨弓

第五节　下肢部穴位

1.百虫

【部位】在胯骨与膝盖骨之中间。

【操作】医者以两手拇、中二指合拿患儿左右两穴（如图7-78）。

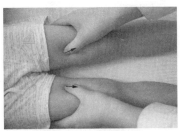

图7-78　（拿）百虫

【功效】通经络，止抽搐。

【主治】惊风、抽搐、昏迷不省人事、下肢痿躄不用。

【临床应用】疗下肢瘫痪及痹痛等症，常与按揉足三里、拿委中、按揉承山等合用。惊风抽搐，多与清肝经、掐人中等配伍应用。

2.膝眼

【部位】在膝盖骨下两旁陷中。

【操作】令患儿腿伸直，医者以右手拇、食二指合拿之，继以揉之（如图7-79）。

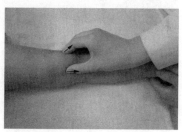

图7-79 （拿、揉）膝眼

【功效】息风止惊，通经活络。

【主治】急慢惊风、抽搐、膝痹痛、下肢无力。

【临床应用】配合拿委中、揉承山等治疗下肢痿软无力；与清肝经、掐人中等同用，可治惊风抽搐。揉膝眼配合拿委中治疗小儿麻痹症而致的下肢痿软无力，揉膝眼能治疗因风寒而致的膝痛及膝关节的扭挫伤。

3.足三里

【部位】在膝盖外则陷凹，下行3寸，骨外廉，大筋内。

【操作】医者以拇指掐而揉之（如图7-80）。

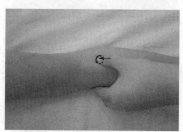

图7-80 （掐、揉）足三里

【功效】健脾和胃，调中理气。

【主治】胃病、心腹胀满、呕吐、噎膈、泄泻、痢疾、便秘、胃中积滞、肠鸣、腹痛、惊风、喘促、水肿、癫狂、腰痛、疝气、下肢痿软无力。

【临床应用】孙重三先生一般先用掐法，继以按揉法，以健脾和胃、调中理气，多用于消化道疾患。治疗呕吐常配合推天柱骨、横纹推向板门等。脾虚泻可与补大肠、推上七节骨合用。

4.前承山

【部位】在膝盖下，解溪上，与后承山相对。

【操作】医者以右手拇指拿之，继以揉之（如图7–81）。

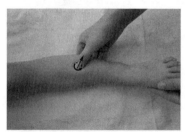

图7–81 （拿、揉）前承山

【功效】通经活络，止抽搐，纠正畸形。

【主治】急惊、抽搐、角弓反张。

【临床应用】常与拿委中、揉承山、按百虫、掐解溪等合用治疗角弓反张、下肢抽搐。与揉解溪相配，治疗小儿麻痹症、肌肉萎缩无力、马蹄内翻足等。凡急惊风者，宜先拿精宁、威灵二穴，然后再拿此穴。

5.委中

【部位】委中在腘窝横纹中间陷中。

【操作】医者以右手拇指重拿之（如图7–82）。

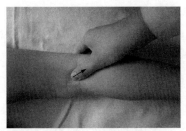

图7-82 （拿）委中

【功效】活血通经，息风止痉，止痛。

【主治】惊风、腹痛、吐泻、腰痛、麻痹、腘筋挛急、热病。

【临床应用】本穴用拿法能止抽搐，可配合揉膝眼、阳陵泉、承山等治疗下肢痿软无力、疼痛等。用捏挤法至局部瘀斑，可治疗中暑痧症等。

6.后承山

【部位】在腿肚人字纹处，与前承山相对。

【操作】医者以右手拇指拿之，继以揉之（如图7-83）。

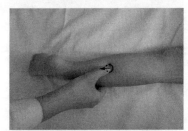

图7-83 （拿、揉）后承山

【功效】止抽搐，通经络。

【主治】惊风、抽搐、腿痛转筋、气急痰喘、大便秘结。重拿之则能发汗。

【临床应用】与拿委中配合治疗惊风抽搐、下肢痿软、腿痛转筋。临床上小儿大便秘结时，可下推承山，腹泻者，可上推承山。

7. 三阴

【部位】在足内踝上3寸。

【操作】医者先以右手拇指由此穴或上或下推之，推20~30次，然后运之，运50~100次。自上往下推、往外运为泻，自下往上推、往里运为补（如图7-84）。

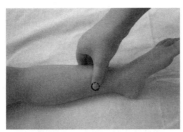

图7-84 （推、运）三阴

【功效】通血脉，活经络，疏下焦，利湿热，通调水道，健脾胃，助运化。

【主治】急慢惊风、脘腹胀满、肠鸣腹泻、足痿、痹痛、遗尿、癃闭、疝气、不寐。

【临床应用】主治泌尿系统疾病，如遗尿、癃闭、小便短赤不利等，多与推箕门、清小肠、揉丹田等合用。治疗下肢痹痛等，可与揉足三里、按揉承山穴等合用。

8. 涌泉

【部位】在足心微前陷凹中。

【操作】医者以左手托住患儿足跟，再以右手拇指面揉之，男左旋止吐，右旋止泻，女则反之（如图7-85）。

【功效】引火归原，退虚热。

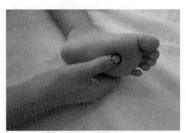

图7-85 （揉）涌泉

【主治】头痛、目眩、咽痛、喉痹、惊风、吐泻、二便不利、癫证、足心热痛、风疹、咳嗽、五心烦热。

【临床应用】治疗阴虚火旺、五心烦热、夜啼等，可配伍揉二马、运内劳宫、补肾经等。若与清天河水、退六腑配合，亦可用于实热证。揉涌泉能止吐泻，左揉止吐，右揉止泻。

9. 箕门

【部位】箕门在膝关节内侧正中上至腹股沟部。

【手法】令患儿仰卧，将腿伸直，医者位于患儿身旁，一手扶患儿膝，另一手食、中二指并拢，自膝关节内侧向上推至腹股沟500~600次（如图7-86）。

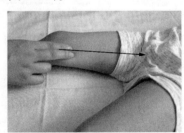

图7-86 （推）箕门

【功效】健脾渗湿，利小便。

【主治】小便不利、尿闭、水泻等。

【临床应用】孙重三先生治疗水泻、小便少黄赤，多用推箕门穴，并认为本穴有利小便实大便之功。若治尿潴留，可用推箕门加按关元穴，可先推箕门300~500次，再按关元。治疗心经有热的小便赤涩不利多与清小肠合用。治疗水泻无尿，自膝向上推，有利小便实大便的作用。

第八章 孙重三流派小儿推拿常见病治疗

第一节 感冒

感冒是由于感受外邪所致的临床以发热、头痛、喷嚏、流涕、咳嗽为特征的小儿常见外感性疾病，亦称"伤风"。根据发病特点和流行趋势，可将感冒分为普通感冒和时行感冒，前者邪浅病轻，四时皆可发病，后者邪深病重，为时行邪毒所致，具有传染流行的特点。

感冒在西医泛指急性上呼吸道感染，系由各种病原引起的上呼吸道炎症，主要侵犯鼻咽部。

【病因病机】

小儿感冒的常见病因不外乎外感和正虚两个方面。小儿脏腑娇嫩，形气未充，肌肤藩篱不密，卫外功能较弱，并且寒暖不知自调，每逢四时气候突变时，易受外邪侵袭而患感冒。

本病的病机关键为肌表失疏，肺气失宣。肺主皮毛，司腠理开阖，开窍于鼻，外邪自口鼻或皮毛而入，客于肺卫，致表卫失司，卫阳受遏，肺气失宣，出现发热、恶寒、鼻塞流涕、喷嚏、咳嗽等证候。小儿感冒病变常累及于脾、心、肝，出现夹痰、夹滞、夹惊的兼夹证。

【治疗原则】

本病的基本治疗原则为疏风解表，根据不同的证型分别采用辛温解表、辛凉解表、清暑解表、益气固表、清热解毒等治法。兼证的治疗应在解表的基础上，分别佐以化痰、消积、镇惊治法。

【辨证分型】

1.风寒感冒

临床表现：发热轻，恶寒重，无汗，精神不佳，鼻塞流清涕，喷嚏，咳痰清稀，咽不红，咽痒，口不渴，头痛或肢体酸痛，舌质淡，苔薄白，指纹浮红，脉浮紧。

证候分析：机体感受风寒之邪，风寒束表，肺气失宣，故见发热轻，恶寒重，无汗，鼻塞流清涕，喷嚏，咳痰清稀，咽不红，咽痒，舌质淡，苔薄白，指纹浮红，脉浮紧。寒主收引，易阻滞气血运行，风为阳邪，易袭阳位，故可见头痛、肢体酸痛。

治法：辛温解表散寒。

处方：揉外劳宫，揉一窝风，推指三关，天门入虎口，循肺经，四大手法，黄蜂入洞，按揉风门、肺俞、厥阴俞。

2.风热感冒

临床表现：发热，恶风，汗出，头痛，鼻塞流浊涕，喷嚏，咳嗽，痰稠色白或黄，咽部红肿疼痛，口渴，舌质红，苔薄黄，指纹浮紫，脉浮数。

证候分析：机体感受热邪，故发热较重。风热合邪侵袭人体上部，故出现咽红疼痛，头痛等症。鼻塞流浊涕，喷嚏，咳嗽，痰稠色白或黄，咽部红肿疼痛，口渴，舌质红，苔薄黄，指纹浮紫，脉浮数，均为风热袭肺、肺气不利之象。

治法：疏风清热解表。

处方：分手阴阳，揉小天心，清天河水，清肺经，四大手法，拿揉风池，按揉大椎、风门、肺俞。

3.暑邪感冒

临床表现：发热，无汗或汗出不解，头晕，头痛，鼻塞，身重困倦，胸闷，食欲不振，或有呕吐、泄泻，舌质红，苔黄腻，指纹紫滞，脉滑数。

证候分析：本证发生于夏季，因感受暑湿之邪所致。湿性黏滞，易阻滞经络，故可见汗出不解，身重困倦，胸闷等。脾主运化，喜燥恶湿，且易被湿邪所困，导致中焦气机不调，而出现食欲不振、呕吐、泄泻等。舌质红，苔黄腻，指纹紫滞，脉滑数，均为暑湿致病之象。

治法：清暑解表化湿。

处方：分手阴阳，清天河水，顺运内八卦，清补脾经，四大手法，按揉风门、肺俞，按揉中脘，揉足三里。

4.气虚感冒

临床表现：恶寒发热均较轻，鼻塞头痛，咳嗽痰白，倦怠乏力，气短懒言，舌淡苔白，指纹淡，脉浮无力。

证候分析：患儿体虚，正气虚弱，正邪交争不明显，故发热恶寒均不明显。倦怠乏力，气短懒言，舌淡苔白，指纹淡，脉浮无力，均为气虚表现。

治法：疏风益气固表。

处方：分手阴阳，推三关，揉外劳宫，补肺经，补脾经，顺运内八卦，四大手法，按揉风门、肺俞、厥阴俞，揉中脘。

5.时行感冒

临床表现：起病急骤，高热，恶寒，无汗或汗出热不解，浑身酸痛，腹痛，咽部红，舌质红，苔黄，指纹紫，脉数。

证候分析：本证由时行疫毒所致，常多人同时发病，症状相似，轻重不一，以起病急骤、高热、无汗或汗出热不解、浑身酸痛、舌质红、苔黄为特征。

治法：解表清瘟解毒。

处方：揉小天心，水底捞明月，清肺经，掐揉少商、鱼际，四大手法，拿揉风池，按揉风门、肺俞、厥阴俞。

6. 兼夹证

（1）夹痰

临床表现：感冒兼见咳嗽剧烈，喉中痰鸣，咳声重浊等。

处方：基础方加开璇玑，摩中脘，揉丰隆。

（2）夹滞

临床表现：感冒兼见脘腹胀满，不思饮食，嗳气酸腐，大便秘结，小便短黄等。

处方：基础方加掐揉四横纹，清大肠，顺摩腹，推下七节骨。

（3）夹惊

临床表现：感冒兼见惊惕啼叫，夜卧不安，夜间磨牙，舌尖红，脉弦等。

处方：基础方加捣小天心，清肝经，猿猴摘果，摩百会。

【典型案例】

孙某，女，5个月，2009年5月25日初诊。

主诉：鼻塞15天，加重2天。

现病史：感冒已15天，加重2天。鼻塞，流清涕，喷嚏，吃奶时无法吮吸而吐出奶头啼哭，夜间常憋醒，约半小时一次，大便偏稀，小便正常。已服中西药10天。

查体：精神可，面色白，可闻喷嚏，清涕长流，张口喘气，舌红苔薄白，指纹青至风关。

中医诊断：外感风寒。

西医诊断：上呼吸道感染。

治法：解表通窍，温阳散寒。

处方：四大手法各50次，揉外劳宫200次，揉一窝风200次，补脾经100次，清肺经200次，揉按迎香50次，黄蜂入洞50次，按肩井10次、风门50次、肺俞50次。嘱用葱白适量砸黏后入少许盐，用布包敷囟门上，干后取下。

5月26日复诊：鼻塞明显见轻，吃奶自如，但量少。精神好，夜眠安。治疗4次后诸症消失。

按：本案为典型风寒外感证。小儿卫外功能薄弱，对外邪的防御能力差。患儿质弱，外感风寒，鼻塞加重，故用补脾经、揉一窝风及揉外劳宫以培土健脾，温阳散寒，充实卫外之气，祛散寒邪，以达到扶正祛邪的目的。

【预防与调护】

1. **预防**

（1）平时应多锻炼身体，多晒太阳，以增强体质。

（2）随气温变化而随时增减衣物，尤其是气温骤变时，更应格外注意。

（3）在秋冬季节，尽量少带孩子去人群较密集的公共场所。

2. **调护**

（1）保持室内正常通风。

（2）体温较高的患儿，应及时并多次采取物理降温，以防止高热惊厥。

（3）生病期间，应多给患儿喂食新鲜有营养的食物。

第二节 发热

发热是指小儿体温异常升高，且一昼夜波动超过1℃，或自有身热不适的感觉，为小儿常见症状。发热可见于多种急慢性疾病。

中医学根据发病的原因，大体分为外感、内伤两个方面。外感发热，因感受六淫之邪及疫疠之气所致；内伤发热，多由饮食劳倦或七情变化，导致阴阳失调、气血虚衰所致。外感发热多实，见于感冒、肺炎喘嗽、温病、瘟疫等病证；内伤多虚，有阴虚发热、阳虚发热、血虚发热、气虚发热、虚劳发热、阳浮发热、失血发热等。本节着重介绍推拿治疗效果明显的外感发热及内伤发热的部分内容。

【病因病机】

1.感受外邪

小儿形体未充，脏腑娇嫩，卫外功能较差，且寒温不能自调，若气候突变，寒暖失常之时，易为风邪及时气侵入。因肺为娇脏，易为邪犯，因肺合皮毛，主一身之表，开窍于鼻，上系咽喉，风邪犯肺，失于宣肃，卫阳被遏，邪正交争而发热。

2.阴液虚损

小儿素体阴虚，或热病经久不愈，耗伤阴液，或因用温燥药过多而导致阴血亏虚，阴亏则相对阳亢，水不制火，以致虚热内生。

3.中气不足

小儿久病或原本体虚，失于调理，中气不足，阴火内生。

4.乳食积滞

乳食宿久，停滞不消，脾胃积热，蕴生内热。

【治疗原则】

外感内伤，互结为患，而成各类发热疾患，小儿为稚阴稚阳之体，一旦患病，易虚易实。属实者，治宜解郁、活血、除湿为主，配伍适当清热；属虚者，则应益气、养血、滋阴、温阳；对虚实夹杂者，则宜兼顾之。

【辨证分型】

1.外感发热

外感发热一般可分为外感风寒及外感风热，但总以发热、鼻塞、流涕、喷嚏、咳嗽为主要特征。年长儿一般症状轻，自诉头痛、恶风或恶寒，有时伴有骨节疼痛。年龄越小兼证也越多，常出现呕吐、腹泻、体温升高，甚至发生高热惊厥。治疗时亦应注意兼证治疗。

（1）外感风寒

临床表现：发热恶寒，无汗，头痛，鼻塞，流涕，喷嚏，咳嗽，口不渴，咽不红，舌苔薄白，脉浮紧。

证候分析：外感风寒，客于腠理，卫阳被遏，邪正交争，故发热恶寒；肌表被束，故无汗。头为诸阳之会，风寒之邪郁遏于外，不得发越，故头痛；外邪侵犯首先经鼻、皮毛而侵袭于肺，肺气失宣而鼻塞、流涕、咳嗽；口不渴、咽不红、苔薄白、脉浮紧均为风寒之象。

治法：疏风散寒，宣肺解表。

处方：揉外劳宫，推指三关，天门入虎口，清天河水，四大手法，黄蜂入洞，按揉风门、肺俞、厥阴俞，摇肘肘，按肩井。

（2）外感风热

临床表现：发热重，恶风，有汗或微汗出，头痛，鼻塞，流浓涕，喷嚏，咽喉红肿疼痛，口干而渴，苔薄黄，脉浮数。

证候分析：外感风热，侵犯肺卫，卫气失于宣达，寒从热化，故发热重，微汗出。风热上扰则见头痛，肺气不宣则咳，肺有郁热则痰黄稠。咽喉为肺胃之门户，风热上乘咽喉，故咽喉红肿疼痛。苔薄黄、脉浮数是热在表卫之象。

治法：疏风解表，清热宣肺。

处方：推指三关，天门入虎口，清肺经，清天河水，清板门，掐揉少商、鱼际，四大手法，按揉大椎、风门、肺俞、厥阴俞，按肩井。

2. **阴虚发热**

临床表现：午后或夜间潮热，或手足心发热，两颧发红，心烦盗汗，少眠，形瘦，口干唇燥，食欲减退，大便干，小便黄，舌质红或有裂纹，无苔或苔少，脉细数。

证候分析：午后或夜间潮热，或手足心热，因阴虚则生内热；阴亏而虚火上炎，扰动心火，故见颧红、口干、心烦等症；营卫不同，津液外泄，故盗汗；热蒸液泄、便结尿少、舌红、脉细数均为阴虚有热之象。

治法：滋阴清热。

处方：分手阴阳，清天河水，揉二马，补肾经，清肝经，顺运内八卦，揉大椎，揉足三里，推涌泉。

3. **气虚发热**

临床表现：发热，热势或低或高，常在劳累后发作或加剧，倦怠乏力，气短懒言，自汗，易于感冒，食少便溏，舌质淡，苔薄白，脉细弱。

证候分析：劳则气耗，故劳累后发热会加重；气虚则倦怠乏力，气短懒言，气的固摄功能减弱，则易自汗出；卫气虚弱，对机体的防御功能失调，则易于感冒；脾气虚损则食少便溏；舌质淡，苔薄白，脉细弱，均为气虚之征。

治法：益气养血，清热。

处方：分手阴阳，清天河水，补脾经，补肾经，补肺经，推三关，揉中脘，揉大椎，揉足三里。

4.脾胃积热

临床表现：发热腹胀，腹痛拒按，嗳腐吞酸，恶心呕吐，口渴引饮，纳呆便秘，舌苔黄腻，脉弦滑数。

证候分析：宿食郁久化热故发热；气滞不行而腹胀，腹痛拒按；胃气上逆，故恶心呕吐，嗳腐吞酸；清浊失调，陈谷下倾，而大便酸臭；积久化热，故大便干结；舌苔黄腻、脉弦滑而数均为脾胃积热之象。

治法：导滞清热。

处方：分手阴阳，清胃经，清脾经，清大肠经，掐揉四横纹，顺运内八卦，清天河水，顺摩腹，分腹阴阳，推下七节骨。

【典型案例】

于某，男，2岁，2006年3月10日初诊。

主诉：高热2天。

现病史：因伤食而致发热，39℃左右，呕吐，每日4~5次，呕吐物为不消化食物，味酸臭，纳呆，不喜饮。平时大便干，近2日未排便，小便正常，夜眠一般。自服药物，症状未减。

查体：体温39.3℃，舌红苔淡黄，咽红，扁桃体Ⅱ°，指纹紫滞，腹胀。

中医诊断：发热（食积内停）。

西医诊断：扁桃体炎。

治法：消积导滞，和胃降逆。

处方：清板门，清大肠，掐揉四横纹，掐揉少商，分腹阴阳，拿肚角，推下天柱骨。

第一次治疗过程中，患儿烦哭不安，清板门、清大肠后拒推，坚持要回家，家长只好作罢。

3月11日复诊：呕吐明显见轻，大便1次，质干硬量多，昨天下午体温37.3℃，按上方继续治疗一次，推拿时能安静配合。

3月12日复诊：热退，呕吐止，精神好，能进食，体温36.8℃，舌红苔薄，扁桃体肿红减轻。

按语：本病因饮食不节，食滞胃肠，食积不化，气失和降，气郁化火，里热炽盛，胃气上逆，引起发热呕吐，腑气不通，而现腹胀便秘。治宜消积导滞，和胃降浊。清板门、掐揉四横纹能健脾和胃，消食化滞，运达上下之气；清大肠、拿肚角清热除湿通便；推下天柱骨降逆止呕。这就是《景岳全书·杂证谟·饮食门》中所说"及新暴之病，自宜消伐"的消法对体实患儿在临床的应用。

【预防与调护】

1.注意饮食质与量的适当控制，勿使过饱。

2.要培养儿童积极锻炼身体的好习惯。

3.营养要科学，合理搭配，切勿过细过精。

第三节 咳嗽

咳嗽是肺系疾患中一个常见的证候。有声无痰为咳，有痰无声为嗽，有声有痰谓之咳嗽。本病相当于西医学所称之气管炎、支气管炎。一年四季均可发生，以冬春两季发病率高。任何年龄小儿均可发病，以婴幼儿为多见。小儿咳嗽有外感和内伤之分。临床上小儿的外感咳嗽多于内伤咳嗽。

在小儿时期，许多外感、内伤疾病及传染病都可兼见咳嗽症状，若咳嗽不是其突出症状时，则不属于本病证。

【病因病机】

小儿咳嗽发生的原因，主要为感受外邪，其中又以感受风邪为主。《活幼心书·咳嗽》指出："咳嗽者，固有数类，但分寒热虚实，随证疏解，初中时未有不因感冒而伤于肺。"此外，肺脾虚弱则是本病的主要内因。

咳嗽的病变在肺，常涉及脾，病理机制为肺失宣肃。肺为娇脏，其性清宣肃降，上连喉咙，开窍于鼻，外合皮毛，主一身之气，司呼吸。外邪从口鼻或皮毛而入，邪侵于肺，肺气不宣，清肃失职，而发生咳嗽。小儿脾常不足，脾虚生痰，上贮于肺，或咳嗽日久不愈耗伤正气，转为内伤咳嗽。

1. **外感**

本病的发生多因人体卫外功能不固，在寒冷季节或气候突变时，风寒等外邪侵袭而致。

2. **内伤**

多由外感咳嗽久治不愈或失治转变而成，或肺脏虚弱，或脾肾有病累及肺脏所致。久咳伤阴，肺失濡润，则肺气上逆而咳嗽少痰，肺气不足则气短而咳。脾为生痰之源，肺为贮痰之器，脾失健运则水液不能化生精微，影响气机出入，遂为咳嗽。病久伤肾，肾虚则不能纳气，并影响津液之输布，肺气之升降，发为咳嗽，甚至兼喘。

【治疗原则】

咳嗽治疗，应分清外感内伤。外感咳嗽，多为实证，应以疏散外邪、宣通肺气为主。内伤咳嗽，多以邪实正虚，应以祛邪止咳、扶正补虚为主。

【辨证分型】

1.外感咳嗽

（1）风寒咳嗽

临床表现：初起咳嗽痰稀，鼻塞流涕，头身疼痛，恶寒无汗，苔薄白，脉浮紧，指纹浮红。

证候分析：肺合皮毛，开窍于鼻，风寒束表，肺气失宣，故咳嗽鼻塞；邪客肌表，玄府闭塞，卫阳受遏，经络不通，故恶寒无汗；头身痛楚，苔薄白，脉浮紧，指纹浮红，为风寒在表之征。

治法：温阳解表，止咳化痰。

处方：揉外劳宫，推指三关，天门入虎口，清肺经，顺运内八卦，揉太渊，四大手法，按揉膻中、风门、肺俞、厥阴俞，按肩井。

（2）风热咳嗽

临床表现：咳嗽，痰稠，鼻流浊涕，头昏，汗出，口渴咽痛，便秘，小便黄，苔薄黄，脉浮数，指纹鲜红或紫红。

证候分析：风热犯肺，肺失清肃，热灼津液，故涕痰稠浊，口渴咽痛；邪客皮毛，热则玄府启开，故身热而汗出；风热上扰，故头昏；苔薄黄、脉浮数、指纹鲜红均为风热在表之征。

治法：疏风清热，宣肺止咳。

处方：分手阴阳，清肝经，清肺经，掐揉小横纹，顺运内八卦，掐揉少商、鱼际、太渊、孔最，按揉膻中、风门、肺俞、厥阴俞，四大手法。

2. 内伤咳嗽

（1）阴虚咳嗽

临床表现：久咳，咳嗽以午后为重，身微热，或干咳少痰，咽喉痒痛，面色潮红，五心烦热，食欲不振，形体消瘦，舌红，苔少乏津，脉细数，指纹紫滞。

证候分析：邪火之至，不损胃津，必耗肾液，津液暗耗，不能上润于肺，致肺阴不足，失润而燥热，故现咽喉干燥、干咳无痰或少痰；阴虚失养，虚热内蒸，故面色潮红、心烦热；舌红少津、脉细数均为阴虚肺燥之象。

治法：养阴清肺，润燥止咳。

处方：补脾经，补肺经，运内八卦，推揉膻中，揉乳旁，揉乳根，揉肺俞，按揉足三里。

（2）痰湿咳嗽

临床表现：咳嗽反复发作，咳声重浊，痰多，因痰而嗽，痰出咳平，痰白质黏腻，每于早晨或食后则咳甚痰多，进甘甜油腻食物加重，胸闷纳呆，体倦乏力，舌淡，苔白滑或腻，脉滑。

证候分析：湿性黏滞，致病多反复发作，或缠绵难愈，故咳嗽反复发作，痰白质黏腻；脾失健运，痰浊内生，上渍于肺，肺失宣降，则痰多，咳声重浊；进食甘甜油腻食物，则进一步影响脾的运化功能，而加重咳嗽；湿浊困脾，故胸闷纳呆，体倦乏力。舌淡，苔白滑或腻，脉滑，为痰浊之象。

治法：燥湿化痰，理气止咳。

处方：分手阴阳，补脾经，顺运内八卦，掐揉掌小横纹，揉二马，飞经走气，开璇玑，分推肩胛骨，摩脾胃俞，按揉足三里、丰隆。

（3）气虚咳嗽

临床表现：咳而无力，痰白清稀，面色苍白，气短懒言，语声低微，自汗畏寒，舌淡嫩，边有齿痕，脉细无力。

证候分析：咳声无力，乃肺气不足；气不布津，聚津为痰，阳气不足，运化无权，故痰液清稀色白；肺主气无力，故神疲懒言，倦怠乏力，动则气短；肺虚及脾，子盗母气，则食少，面色少华；肺气虚则卫外不固，故自汗，恶风，易感冒；舌淡嫩，有齿痕，脉细无力，为肺气虚弱之象。

治法：健脾补肺，益气化痰。

处方：分手阴阳，补脾经，顺运内八卦，补肾经，推三关，揉膻中，揉中脘、气海、关元，揉肺俞，按揉足三里。

（4）阴虚咳嗽

临床表现：干咳无痰，或痰少而黏，不易咳出，或痰中带血，口渴咽干，喉痒，声音嘶哑，午后潮热，或手足心热，舌红少苔，脉细数。

证候分析：肺阴亏虚，气道失润，肺气上逆，故干咳少痰，口渴咽干；阴虚肺燥，故痰中带血；阴虚火旺，故午后潮热，手足心热；舌红少苔，脉细数，为阴虚内热之象。

治法：滋阴清热，润肺止咳。

处方：分手阴阳，顺运内八卦，补脾经，补肺经，补肾经，揉二马，揉太渊、中府、云门，按揉肺俞、厥阴俞，按揉足三里、太溪。

【典型案例】

张某，女，3岁5个月，2005年11月14日初诊。

主诉：咳嗽45天，加重1个月。

169

现病史：45天前开始发热、咳嗽，在某医院输液9天，静注"头孢曲松"加其他药物（药名不详），9天后，改用口服抗生素加中成药，症状减轻停药，不久又出现咳嗽，有痰，纳呆，不喜饮，大便每日1次，小便正常，睡眠不安，已服中药20余剂，效果不明显。

查体：精神可，面黄无泽，舌红，苔淡黄，咽红，扁桃体不大，两肺呼吸音粗，有痰鸣音，腹胀。

中医诊断：咳嗽（肺脾气虚，痰浊内生）。

治法：健脾益气，清肺化痰。

处方：补脾经500次，清板门500次，清肺经500次，运内八卦200次，掐少商100次，摩中脘300次，摩气海200次，按揉天突100次，揉中脘100次，按揉风门、肺俞、厥阴俞、脾俞、胃俞各50次。

11月17日复诊：咳嗽明显减轻，痰易咳出，纳食明显好转。

11月18日复诊：咳嗽声几乎不闻不见。

11月25日复诊：咳嗽已愈，食欲增，喜饮，二便正常。

按：本案小儿咳嗽时间较长，有痰而不会自咳，纳呆，精神不振。盖因素体脾虚，痰湿从脾胃滋生，上渍于肺，痰湿内停，肺失宣肃而为咳。脾失健运，故不思饮食。治疗应健脾以燥湿，清肺以祛痰。用摩中脘、点中脘以除胃中滞气，然后摩气海、风门、肺俞、厥阴俞使脾胃健运，达到培土生金的作用。按揉风门、肺俞、厥阴俞疏风散邪；清板门、清肺经清降胃气，宣发肺气，畅通上下；运内八卦、点天突、掐揉少商促排痰，利咽喉。

【预防与调护】

1.预防

（1）经常到户外活动，加强体育锻炼，增加小儿抗病能力。

（2）避免感受风邪，积极预防感冒。

（3）避免与煤气、烟尘等接触，减少不良刺激。

2. 调护

（1）保持室内空气新鲜、流通，室温以18~20℃为宜，相对湿度约60%。

（2）注意休息，咳嗽重的患儿可影响睡眠，应保持室内安静，保证充足睡眠。

（3）经常变换体位及拍打背部，以促进痰液的排出。

（4）应给予易消化、富含营养之食物。婴幼儿尽量不要改变原有的喂养方式。咳嗽时，应停止喂哺或进食，以防止食物呛入气管。年长儿饮食宜清淡，不宜辛辣炒香油腻食物，少食生冷、过甜、过咸之品。

第四节　哮喘

哮喘是小儿时期常见的一种呼吸道疾病，是一种反复发作的哮鸣气喘疾病。哮指声响言，喘指气息言，哮必兼喘，故通称哮喘。临床发作时喘促气急，喉间痰吼哮鸣，呼气延长，严重者不能平卧，呼吸困难，张口抬肩，摇身撷肚，唇口青紫。常在清晨和夜间发作或加剧。本病发作有明显的季节性，冬季及气候多变时易于发作。

古代医籍对哮喘记载甚多。金元之前，多列入喘门。《丹溪心法·喘论》首先命名为"哮喘"，提出"哮喘专主于痰"，并有哮证已发攻邪为主、未发则以扶正为要的论述。儿科医籍《幼科发挥·喘嗽》说："或有喘疾，遭寒冷而发，发则连绵不已，发过如常，有时复发，此为宿疾，不可除也。"已认识到本病有反复发作、难以根治的临床特点。

本病包括了西医学所称的喘息性支气管炎、支气管哮喘。本病有明显的遗传倾向，初发年龄以1~6岁多见。大多数病儿可经治疗缓解或自行缓解。在正确的治疗和调护下，随着年龄的增长，大多可以治愈。但如长时间反复发作，会影响到肺的功能，造成肺肾两虚，喘息持续，难以缓解，或反复发作，甚至终身不愈。

【病因病机】

本病的发生，为宿痰内伏于肺，复因外感、饮食、劳倦、情志等诱因引动触发，以致痰阻气道，肺气上逆。

1.内因

素体肺、脾、肾三脏不足，表卫不固，体湿内盛，是发病的主要内在因素。由于肺气不足，卫外之阳不能充实腠理，故常易为外邪所侵；脾盛不能为胃行其津液，则积湿蒸痰，上贮于肺，肾阳虚亏，不能蒸化水液，也能使水湿蕴积成痰。哮喘患儿中许多在婴儿期有湿疹病史，这是素体湿盛的表现。

2.外因

气候变化，寒温失调，感受外邪，以及与某种物质（如花粉、绒毛、烟尘、鱼虾、油漆、寄生虫、螨等）的接触，都可成为本病的诱发因素。此外，饮食不节、过食生冷或过咸过酸也能诱发本病。

总之，本病的发生，是外因作用于内因的结果，其发病之病机为内有壅塞之气，外有非时之感，膈有胶固之痰，三者相合，闭拒气道，搏击有声，发为哮喘。

哮喘患儿，本为肺、脾、肾三脏不足之身体素质，反复发作，又常导致肺之气阴耗伤、脾之气阳受损、肾之阴阳亏虚，因而形成缓解期虽然痰饮留伏未动，但出现肺脾气虚、脾肾阳虚、肺肾阴虚的不同证候。发作期以邪实为主，缓解期以正虚为主，但亦有发作期、缓解期不明显，发作迁延，虚实夹杂的复杂证候。

【治疗原则】

本病应坚持"发时治标，平时治本"，以发作期治其标、缓解期治其本为基本原则。发作期攻邪以治肺为主，缓解期当扶正以其治本，调其肺、脾、肾脏腑功能，理其气血阴阳体质亏损，消除伏痰夙根。

【辨证分型】

1. **发作期**

（1）寒喘型

临床表现：咳嗽气促，喉间有哮鸣音，痰多白沫，形寒无汗，面色㿠白，四肢不温，口不渴或喜热饮，舌苔薄白或白腻，脉浮紧或指纹浮红。

证候分析：风寒束表，肺卫失宣，卫阳被遏，故形寒无汗；风寒束表，内闭于肺，痰为之动，致寒痰阻塞气道，肺气为之上逆，发为本病；脉浮紧、苔白腻等均为风寒之象。

治法：温肺、豁痰、平喘。

处方：分手阴阳，清肺经，揉外劳宫，推三关，逆运内八卦，揉掌小横纹，揉二马，凤凰展翅，分推膻中，一指禅推定喘。

（2）热喘型

临床表现：咳喘哮鸣，痰稠色黄，发热面红，胸膈满闷，渴喜冷饮，小便黄赤，大便秘结，舌苔薄黄脉滑数，指纹紫红。

证候分析：因痰火内郁，上蒸于肺，肺气壅盛，气痰相引，肃降失司，故上逆咳喘，哮喘有声；气实有余，故胸满气粗；痰火内扰，肺胃热盛，津液被灼，故面红，痰稠色黄，渴喜冷饮；肺气不降，腑气不通，故大便秘结，小便黄赤；舌红苔黄，脉象滑数，为热痰之象。

治法：清热宣肺，化痰平喘。

处方：分手阴阳，平肝清肺，逆运内八卦，掐揉小横纹，掌小横纹，揉二马，清大肠经，凤凰展翅，分推膻中，分推肩胛骨，一指禅推定喘。

（3）外寒内热

临床表现：喘促气急，咳嗽痰鸣，喉中哮鸣有音，鼻塞喷嚏，流清涕，或恶寒发热，咳痰黏稠，色黄或黄白相兼，口渴，大便干结，尿黄，舌红苔白，脉滑数或浮紧。

证候分析：痰热内郁于肺，风寒束于表，肺失宣降，故呼吸急促，咳嗽痰鸣，喉中哮鸣有声；肺气郁闭，痰热阻肺，则咳痰黏稠色黄；表寒内热，故痰黄白相兼；痰热内郁，邪热伤津，故口干口渴，大便干结，尿黄；舌红苔白，脉滑数或浮紧，均为痰热内郁、风寒外束之象。

治法：解表清里，定喘止咳。

处方：揉外劳宫，平肝清肺，清大肠经，逆运内八卦，掐揉小横纹、四横纹，揉二马，四大手法，黄蜂入洞，按揉定喘、风门、肺俞，推下七节骨。

2.缓解期

（1）肺脾气虚

临床表现：易反复感冒，气短息弱，自汗，恶风，咳嗽无力，神疲懒言，形瘦纳差，面白少华，便溏，舌质淡，苔薄白，脉细缓。

证候分析：肺气虚弱，卫气不固，腠理疏松，外邪易侵，故气短自汗，恶风，反复易感，常因气候变化而诱发；肺虚则主气无力，气不化津，故气短息弱，面色少华；脾虚则中气不足，运化无权，故神疲懒言，形瘦纳差，便溏；舌质淡，苔薄白，脉细缓，为肺脾气虚之征。

治法：健脾益气，补肺固表。

处方：分手阴阳，补脾经，补肺经，揉外劳宫，推三关，揉膻中，摩中脘，按揉气海，揉定喘、肺俞，擦脾胃俞。

（2）脾肾阳虚

临床表现：动则喘促咳嗽，气短心悸，面色苍白，形寒肢冷，脚软无力，腹胀纳差，大便溏泄，舌质淡，苔薄白，脉细弱。

证候分析：脾肾两虚，摄纳失常，气不归原，故动则喘促咳嗽，气短心悸；肾阳亏虚，不能温煦，则形寒肢冷，脚软无力，面色苍白，大便溏泄，舌质淡，苔薄白，脉细弱。

治法：健脾温肾，固摄纳气。

处方：分手阴阳，补脾经，补肾经，推三关，摩中脘，揉定喘，擦脾胃俞、肾俞、命门，揉足三里。

（3）肺肾阴虚

临床表现：咳嗽时作，喘促乏力，咳痰不爽，面色潮红，夜间盗汗，消瘦气短，手足心热，夜尿多，舌质红，苔少或见花剥，脉细数。

证候分析：素体先天不足，或久病及肾，肾虚不能纳气，故见咳嗽时作，喘促乏力；面色潮红，夜间盗汗，消瘦气短，手足心热，夜尿多，舌质红，苔少或见花剥，脉细数，均为阴虚之象。

治法：养阴清热，益肺补肾。

处方：分手阴阳，补肺经，补肾经，补脾经，揉二马，顺运内八卦，清天河水，揉定喘、肺俞、脾俞、肾俞。

【典型案例】

王某，男，4岁半，2011年10月12日初诊。

主诉：哮喘反复发作4年余。

现病史：患儿出生2个多月时出现哮喘症状，在当地部队医院住院治疗，哮喘症状缓解。2岁后哮喘频发，症状加重，在济南军区总院治疗，每年住院7~8次。2009年11月开始喷激素，今年9月又复发，在济南军区总医院住院10天，症状得到控制后出院。目前咳喘得到控制，一天2次喷"辅舒酮"，身体虚弱，纳差，夜间汗多，多动，睡眠时间少，入眠困难，为预防哮喘反复发作，提高身体素质要求推拿治疗。

过敏史：沙丁鱼、粉尘、冷空气均能诱发哮喘。父母均有哮喘史。

查体：发育营养一般，精神好，面色㿠白，双眼下睑有色紫红眼袋，舌红苔淡白，脉滑数，双肺呼吸音粗，偶闻痰鸣音，未闻及哮鸣音。

中医诊断：哮喘（肺脾气虚）。

西医诊断：哮喘缓解期。

治法：宣肺健脾补肾。

处方：分手阴阳，补脾经，清肺经，补肺经，补肾经，揉中府、云门，开璇玑，揉定喘、风门、肺俞、厥阴俞、脾俞、肾俞。每日1次，30次为一疗程。

10月14日复诊：推拿2次后睡眠平稳，纳食一般，二便正常，推拿同前。

10月25日复诊：昨开始轻微流清涕，黑眼圈较重，夜间兴奋不睡，一般到23点后才睡。前方加捣小天心，摩心俞。

10月26日复诊：睡眠安稳。

10月29日夜间哮喘发，持续半小时，家长按白天用的方法自行处理半小时，哮鸣音消失，逐渐入睡。

11月3日复诊：面色白中透红，有光泽，精神好，能正常上幼儿园。

11月4日复诊：昨日其父想加强其活动量，夜间带其外出活动20分钟，回家后其母发现其心率快，测体温38.3℃，头晕，胃部不适，半夜哮喘发，家长给揉定喘穴半小时，喘止。查：体温40.5℃，面色㿠白，昏昏欲睡，精神差，呼吸音略粗，脉滑数。

处方：清天河水，水底捞明月，揉大椎、定喘，清肺经，清板门，捏挤肺俞、厥阴俞、心俞、脾俞至瘀紫为度。

11月15日复诊：体温36.8℃，精神活泼，家长说自出生以来第一次来住院没用抗生素。

11月29日复诊：哮喘未发，体重增加，身高由117cm增至119cm。

按语：黄元御云："脾土主己土东升，则木火生长，戊土西降，则金水收敛。"说明临床应用五行相生的原理，皆以气助长生理功能，而土为四行之母，实能生四行，四行合而言之不过阴阳，阴阳合而言之不过中气变化。

本案主要因肺病反复发作，损及脾肾，故出现肺脾气虚、肾阳不足等影响生长发育的表现。肺脾气虚，腠理不密，真气虚而邪气实，内有壅塞之气，外有非时之邪，为发病的主要原因。治当固本散邪。治法先天后天并重，健脾益气，补肾固摄。应用扶正治疗哮喘缓解期的目的是增强患儿体质，提高免疫功能，防止反复发作。处方中补脾经、揉脾俞扶助中气，培土生金；以清肺经清泻肺火；以开璇玑、揉定喘理气止咳；以揉肺俞、脾俞、肾俞加强本脏的正气。通过近2个月的治疗，得以临床痊愈。为巩固疗效，建议每周保健推拿2次。2013年10月因他病来诊随访，目前患儿再没有出现哮喘症状，生长发育正常，已上小学二年级，从未请过病假。

【预防与调护】

1.预防

（1）重视预防，积极治疗和清除感染病灶，避免各种诱发因素，如烟雾、油漆、冷饮等。

（2）注意气候影响，做好防寒保暖工作，冬季外出防止受寒，尤其气候变化和换季时要预防外感诱发哮喘。

（3）发病季节，避免活动过度和情绪激动，以防诱发哮喘。

（4）加强自我管理教育，将防治知识教给患儿及家属，调动他们的抗病积极性，鼓励患儿参加日常活动和体育锻炼以增强体质。

2.调护

（1）居室宜空气流通，阳光充足，冬季要保暖，夏季要凉爽通风，避免接触特殊气味。

（2）饮食宜清淡而富有营养，禁忌生冷油腻、辛辣酸甜以及海鲜鱼虾等可能引起过敏的食物。

（3）注意心率、脉象变化，防治哮喘大发作发生。

第五节 支气管炎

支气管肺炎又称为小叶性肺炎，是小儿肺炎中最常见的一种。本病是婴幼儿时期重要的常见病，一年四季均可发病，以冬春两季尤为常见。主要是因为小儿本身脏腑功能尚未成熟，机体卫外能力较弱，再加上气候变化较大，易感受外邪而发病。按病理改变可分为一般性支气管肺炎和间质性支气管肺炎两类。

该病属中医"风温""喘咳"范畴，有"肺风痰喘""火热喘急""马脾风"等名称。素有先天不足或营养不良者，或佝偻病的病儿，病程容易迁延日久不愈，因此必须及时治疗，加强护理，以防造成恶性循环。

【病因病机】

支气管肺炎大部分由肺炎球菌感染所致，间质性肺炎由病毒感染造成。由于婴幼儿呼吸系统发育不全，气管、支气管管腔狭窄，黏液分泌少，纤毛运动差，肺组织弹性差，血管丰富，易于充血，间质发育旺盛，肺泡数少，肺含气量少，易为黏液堵塞。同时，在此年龄阶段免疫能力弱，防御功能尚未完善，故容易发生本病。

中医学认为，小儿形气未充，脏腑娇嫩，抵抗力差。肺又为娇脏，易为风邪所袭，使肺气失宣，气道受阻，则病咳喘。风邪有夹寒、夹热不同，可产生风寒闭肺或风热闭肺，其中风热闭肺最为常见。

【治疗原则】

本病初期的治疗，应根据病因的不同而分别以疏风散寒、宣肺止咳或疏风清热、化痰止咳为主要治法，而疾病中后期，随着病机的变化，则主要以健脾行气、化痰止咳为主要治法。

【辨证分型】

支气管肺炎发病急骤，发热，烦躁或嗜睡，呼吸急促，咳嗽频急，喉中有痰，咳吐黄或白黏痰，严重时可出现喘憋鼻扇、口周爪甲青紫及三凹征等。临床根据其症状轻重，可分为轻型和重型支气管肺炎。轻型较多见，病程一般为7~10天，重型随病情发展可逐渐听到散在中等湿啰音、细小湿啰音等。

实验室检查，细菌性支气管肺炎白细胞总数及中性粒细胞增高，一般在15000~30000/mm³，粒细胞占80%~90%。病毒性支气管肺炎白细胞总数及中性粒细胞多低下或正常。X线检查，两肺部示纹理增多，或见有小斑片状阴影。

根据支气管肺炎的临床表现，中医分为风热犯肺、痰热闭肺、肺脾两虚等型。

1.风热犯肺

临床表现：发热，微汗出，咳嗽气促，痰黄黏稠，流黄涕，咽喉痛痒，咽充血，扁桃体肿大，口干而渴，舌尖红赤，苔薄黄或黄腻，脉浮数，指纹鲜红在风关。

证候分析：风热犯肺，肺被邪束，肺气不宣，肺气郁阻，宣降失职，故咳嗽气促。肺受邪尚轻，故仅见发热、微汗出。热邪灼津，炼液成痰，故见痰黄稠。咽为肺之门户，风热郁肺，咽喉痛痒。舌红、苔黄、脉浮数均为风热在表的表现。

治法：清热解表，宣肺止咳。

处方：分手阴阳，清肺经，清肾经，水底捞明月，清天河水，退六腑，按揉天突，分推膻中，揉肺俞、丰隆，开天门，推坎宫，运太阳。

2.痰热闭肺

临床表现：持续高热，咳嗽频繁，喉中痰鸣，咳痰黄稠，难于咳出，气急喘促，张口抬肩，鼻扇唇青，烦躁不安，舌质红，苔黄燥或腻，脉滑数，指纹红紫。

证候分析：邪热炽盛，故高热不退；肺络受阻，清肃失职，故咳嗽频繁、呼吸困难、张口抬肩，气急鼻扇；气滞血瘀，血流不畅，故口唇紫绀；余症皆为痰热之象。

治法：清热宣肺，涤痰定喘。

处方：清板门，清脾经，清肺经，揉掌小横纹，清大肠，运内八卦，退六腑，水底捞明月，开璇玑，按揉乳根、乳旁，点天突。

3.肺脾两虚

临床表现：低热或不热，面色㿠白无华，容易出汗，咳嗽无力，喉中痰鸣，动则气喘，精神不振，消瘦纳呆，大便溏薄，苔白滑，舌质偏淡，脉细无力，指纹淡红。

证候分析：本证多发生于体质虚弱或肺炎后期，病情迁延不愈或邪恋正虚，故低热；肺主气，肺虚则气无所主，故咳嗽无力，喉中痰鸣；脾主运化，脾虚则运化不健，痰涎内生，纳呆，大便溏薄；气阳不足动，则汗自出。

治法：健脾化痰，清肺止咳。

处方：补脾经，清补肺经，运内八卦，揉二马，揉肾顶，摩中脘，按揉肺俞、脾俞、胃俞。

【典型案例】

赵某，女，2岁5个月，2007年3月31日初诊。

主诉：咳嗽十余天，加重1天。

现病史：患儿十余日来断续咳嗽，3月29日夜间突然发热，体温39℃，经就近医院诊治，口服西药退热，次日体温略低，咳嗽加重，时有腹痛，纳差，大便3~4日一次，质干量少，小便黄，睡眠不安，鼻有鼾声。

查体：精神可，面色㿠白，舌红苔白腻，指纹淡紫至风关，咽略充血，扁桃体Ⅰ°肿大，双肺呼吸音粗，可闻及干啰音。

胸部正位片示双肺纹理增粗，心脏未见异常。腹部B超显示腹腔内2~3个1.0cm×0.6cm大小低回声，边界清，结论：肠系膜淋巴结肿大。

中医诊断：咳嗽，腹痛。

西医诊断：支气管炎，肠系膜淋巴结炎。

治则：宣肺止咳，理气通滞。

处方：分手阴阳100次，清板门300次，清大肠200次，清肺300次，清肝300次，运内八卦100次，揉掌小横纹100次，揉二马100次，分推膻中200次，揉乳根、乳旁、肺俞、厥阴俞各50次。另予吴茱萸膏贴双涌泉穴。

4月1日复诊：当夜热退，仍咳嗽、腹痛。

4月4日复诊：经4次治疗，咳嗽明显见轻，面色转润，腹痛消失，食欲大增，大便每日1次，质不干。

按语：本有里热积滞，咳嗽已久，正气将虚，又复感外邪致发热，鼻中有涕，咽红，扁桃体大，便秘等。证属实证转虚，首先要用清大肠、清板门清除里热，理气通滞。继用清肺经，分推膻中，揉乳根、乳旁、肺俞、厥阴俞，理气宽胸。再用分手阴阳、运内八卦、清肝经、揉二马，养阴益气，理气止痛。

【预防与调护】

1.预防

（1）在疾病好发之冬春季节，应尽量少带儿童去人群较密集且空气流通较差的公共场所。

（2）注意气候影响，做好防寒保暖工作，冬季外出防止受寒。

（3）鼓励儿童多参加日常活动和体育锻炼以增强体质。

2.调护

（1）居室宜空气流通，阳光充足，冬季要保暖，夏季要凉爽通风，避免接触特殊气味。

（2）饮食宜清淡而富有营养，多饮开水，禁忌生冷油腻、辛辣酸甜食物。

（3）在疾病的急性期，当患儿出现咳频气促，甚至憋喘时，应保持呼吸道通畅，可将患儿抱起，轻拍其后背，并抬高头部。

第六节　泄泻

泄泻是以大便次数增多、粪质稀薄或如水样为特征的一种小儿常见病。本病一年四季均可发生，以夏秋季节发病较多。秋冬季节发生的泄泻，往往引起流行。两岁以下的小儿发病率高，因婴幼儿脾常不足，易于感受外邪，或内伤于乳食，又或素体脾肾气阳亏虚，均可导致脾病湿盛而发生泄泻。轻者治疗得当，预后良好；重者下泄过度，易见气阴两伤，甚则阴竭阳脱；泄泻迁延不愈者，可导致营养不良，影响生长发育，或转为疳证、慢惊风等慢性疾病。

【病因病机】

泄泻的病因主要是感受外邪、乳食内伤、禀赋不足、体虚久病等；主要病机是脾胃受伤，湿困脾土，脾胃运化失司，肠道泌别清浊、传导功能失司。

1. 内伤乳食

由于调护失宜、乳哺不当、饮食失节，或过食肥甘炙煿、生冷瓜果，损伤脾胃，脾伤则运化不及，胃伤则不能腐熟水谷，宿食内停，清浊不分，并走大肠，因成泄泻，故《素问·痹论》中说："饮食自倍，肠胃乃伤。"

2.感受外邪

小儿脏腑娇嫩，卫外不固，易为六淫所侵，泄泻则以湿邪侵袭更为常见，古有"无湿不成泻"之说。故寒、热、暑往往与湿相合而致病。如暑湿或湿热损伤脾胃，邪热下迫而成泄泻；若寒湿困脾，水湿不运，留于肠胃，升降之机失调，水谷不分，亦成泄泻。

3.脾胃虚弱

先天禀赋不足，后天调护不当，或久病迁延不愈，导致脾胃损伤，脾虚则健运失司，胃弱则不能熟腐水谷，水反为湿，谷反为滞，清阳不升，合污而下，成为脾虚泄泻。

4.脾肾阳虚

脾以阳为运，肾寄命门真火，若小儿禀赋不足，或久病久泻，均可损伤脾肾之阳，命门火衰，火不暖土，阴寒内盛，水谷不化，清浊不分，并走大肠。盖肾为胃关，开窍于二阴，职司二便，若肾中阳气不足，亦令洞泄不止。

【治疗原则】

泄泻的基本病机为脾虚湿盛，故其治疗原则为运脾化湿，实证以祛邪为主，虚证以扶正为主。

【辨证分型】

1.伤食泻

临床表现：腹痛腹胀，痛则欲泻，泻后痛减，粪便酸臭如败卵，不思乳食，嗳气呕吐酸馊，手心发热，夜卧不安，面黄口渴，舌苔黄腻或微黄，脉滑数，指纹紫红而滞。

证候分析：乳食入胃，停积不化，壅滞肠胃，气机不畅，故见脘腹胀满、发热。不通则痛，故见腹痛，痛则欲泻，泻后气机得畅，故腹痛亦能缓解。乳食内腐，气秽上冲，故嗳气呕吐酸馊。

治法：消食导滞，健脾和中。

处方：分手阴阳，揉板门，清胃经，清补大肠，补脾经，顺运内八卦，掐揉四横纹，顺摩腹，分腹阴阳，揉脾胃俞，揉足三里。

2.寒湿泻

临床表现：大便清稀多沫，色淡不臭，肠鸣腹痛，面色淡白，口不渴，小便清长，苔白腻，脉濡，指纹色红。

证候分析：寒湿困脾，水湿不运，留于肠胃，升降之机失调，运化失职，故见泄泻清稀、粪多泡沫、臭气不甚；风寒郁阻，气机不畅，故见肠鸣腹痛。

治法：温中散寒，化湿止泻。

处方：分手阴阳，补脾经，补大肠，推三关，揉外劳宫，揉一窝风，摩脐，推上七节骨，揉龟尾，按揉足三里。

3.湿热泻

临床表现：泻下稀薄或暴注下迫，粪色黄而臭，或见少许黏液，腹部时感疼痛，食欲不振，身热，烦躁口渴，溲赤而短，肛门灼热而痛，舌苔黄腻，指纹色紫。

证候分析：湿热之邪，蕴结脾胃，下注大肠，传化失职，故见泻下稀薄或暴注如水；湿性黏腻，热性急迫，湿热交蒸，壅结肠胃气机，故见泻下色黄而臭；湿热困脾，则食欲不振，身热口渴；湿热在下，故见小便短黄，肛门灼红且痛；苔黄腻，指纹色紫，为湿热之象。

治法：清热利湿，调中止泻。

处方：分手阴阳，清脾经，清胃经，清大肠，清小肠，顺摩腹，按揉天枢，推下七节骨，揉足三里，揉上、下巨虚。

4.脾虚泄泻

临床表现：泄泻日久，或经常腹泻，大便溏薄，水谷不化，食后即泻，面色萎黄，神疲倦怠，食欲不振，舌苔淡薄，脉濡，指纹沉色淡。

证候分析：脾胃虚弱，清阳不升，运化失职，故大便溏薄，色白不臭；脾虚则运化无权，故见食后作泻，食欲不振；精微不布，生化无源，气血不足，故见面色萎黄，神疲倦怠。

治法：健脾益气，温阳止泻。

处方：分手阴阳，补脾经，补大肠，推三关，运内八卦，揉脐，揉龟尾，推上七节骨，摩八髎，捏脊，重提脾俞、胃俞、大肠俞，揉涌泉。

5.脾肾阳虚泻

临床表现：久泻不止，食入即泻，粪质清稀，完谷不化，或见脱肛，形寒肢冷，而色㿠白，精神萎靡，睡时露睛，舌淡苔白。

证候分析：久泻不止，脾肾阳虚。阳虚不能温煦脾阳，脾阳虚无权运化，土不制水，水反为湿，谷反为滞，阳不温布，阴寒内生，故形寒肢冷，面色㿠白。脾气虚陷，则见脱肛等症。

治法：补脾温肾，升阳止泻。

处方：分手阴阳，补脾经，补肾经，补大肠，揉外劳宫，推三关，运内八卦，揉脐，推上七节骨，摩八髎，揉足三里，揉涌泉，摩百会。

【典型案例】

李某，男，7个月，2011年2月12日初诊。

主诉：腹泻5天。

现病史：患儿5天前开始腹泻、呕吐，伴发热，体温39.3℃，无流涕、咳嗽症状，于妇幼保健院就诊，并被诊断为"肠胃型感冒"，给予"头孢呋辛钠"静滴，第三天热势得减，而腹泻加重，每日可达7~8次，今晨已大便2次，质先稠后稀，大便中可见血丝及黏液，便前烦躁，哭闹不安，纳食量少，小便正常，眠差。

查体：精神不振，面色㿠白，舌淡苔薄白，指纹紫滞，腹胀，体温38℃，肛周不红。

大便常规检查：白细胞0~1个/HP，红细胞（±），潜血（+），霉菌大量。

中医诊断：腹泻（湿热泻）。

西医诊断：霉菌性肠炎。

治法：清热利湿。

处方：分手阴阳，清板门，清大肠，掐揉四横纹，清肺经，运内八卦，揉一窝风，分腹阴阳，顺摩腹，揉肝俞、脾俞、胃俞、大肠俞，摩八髎。

2月14日复诊：经两次推拿后，便前腹痛症状减轻，大便中血丝明显减少，体温37.2℃。

2月16日复诊：患儿精神明显好转，面色转红润，大便每日2次，第一次大便基本成形，第二次质先稠后略稀。查大便常规示：白细胞0~1，其他阴性。

按上方继续治疗一次。

按语：《幼幼集成》云："凡泻，脾痛肠鸣，痛一阵泻一阵，是火，宜清利之。"患儿腹泻次数多，便前烦哭，肉眼见血丝属热。伴体温升高，大便见黏液，应属湿热并重。湿热之邪蕴结肠胃，下迫肠腑，清浊不分，合污而下。故治疗时宜清肠解热，化湿止泻。本病由于应用抗生素治疗而引起菌群失调，霉菌大量繁殖，导致腹泻加重。故临床采用清板门、清大肠，以清热利湿，达止泻之目的。需要注意的是，一般婴幼儿腹泻切忌滥用抗生素，以免造成菌群失调，使病程延长。

【预防与调护】

1.预防

（1）注意饮食卫生。食品应新鲜、清洁。不吃变质食品，不要暴饮暴食。饭前便后要洗手，餐具要卫生。

（2）提倡母乳喂养，不宜在夏季及小儿有病时断奶。遵守添加辅食的原则，注意科学喂养。

（3）加强户外活动，注意气候变化，防止感受外邪，避免腹部着凉。

2.调护

（1）适当控制饮食，减轻脾胃负担。对吐泻严重及伤食泄泻患儿暂时禁食，以后随着病情好转，逐渐增加饮食量。忌食油腻生冷及不易消化的食物。

（2）保持皮肤清洁干燥，勤换尿布。每次大便后要用温水清洗臀部，并扑上爽身粉，防止发生红臀。

第七节　呕吐

呕吐是因胃失和降，气逆于上，以致乳食由胃中上逆经口而出的一种常见病证。古人以有物有声谓之呕，有物无声谓之吐，无物有声谓之干呕，临床上呕与吐常同时发生，很难截然分开，故一般并称呕吐。

临床对于小儿呕吐要注意审其病因，辨识引起呕吐的各种不同疾病，辨证与辨病相结合，才能使患儿得到正确的治疗，不致延误病情。小儿哺乳后，乳汁随口角溢出，称"溢乳"，一般不属病态。

呕吐可见于西医学的多种疾病，如消化道功能紊乱、胃炎、溃疡病、胆囊炎、急性胰腺炎、急性阑尾炎、肠梗阻等消化系统疾病，肝炎等一些急性传染病，颅脑疾患，尿毒症，中暑，药物、食物影响等。此外，呕吐又是某些急性传染病和某些急腹症的先兆症状。某些消化道畸形也可发生呕吐，不属本证论述范围。

【病因病机】

胃为水谷之海，以降为和，升降转输失调，其气上逆，而发生呕吐。引起呕吐的病因主要是外邪犯胃、饮食不节、情志失调、病后体虚等。病机有虚实两类，实者多为外邪、饮食、痰饮、肝气犯胃等，以致胃失和降，气逆而上；虚者多为气虚、阴虚、阳虚等正气不足，以致胃失濡养，胃气上逆所致。

【治疗原则】

呕吐病机为胃失和降，胃气上逆，故治疗以和胃降逆止吐为原则。同时，应辨明病因，结合标本虚实进行辨治，实证重在祛邪，以求邪去胃安呕止，虚者重在扶正，以求正复胃和呕止。

【辨证分型】

1. **胃寒吐**

临床表现：起病较缓，病程较长，呕吐时作时止，食久方吐，或朝食暮吐，遇寒加重，吐出物为不消化食物或清稀痰涎，不酸不臭，面色㿠白，精神倦怠，四肢欠温，或腹痛绵绵，喜按，大便溏薄，小便清长，舌淡苔白，脉沉细无力，指纹青。

证候分析：脾胃素弱，体虚中寒，则脾阳失展，运化失职，以致乳食停积，痰水潴留，久而上逆，发为呕吐，故食久方吐，吐多痰水和不消化乳食。腹痛绵绵，乃寒邪内着，客于肠胃，气机凝滞不通之候。中阳疲困，不能腐熟水谷，故吐出之物，不酸不臭。

治法：温中散寒，和胃降逆。

处方：分手阴阳，补脾经，揉板门，揉外劳宫，横纹推向板门，推三关，推下天柱骨，揉中脘，摩脾俞、胃俞，揉足三里。

2. 胃热吐

临床表现：食入即吐，呕吐酸臭，口渴喜饮，身热烦躁，唇干面赤，大便气秽或秘结，小便黄赤，唇舌红而干，苔黄腻，指纹色紫。

证候分析：胃中结热，热则生火，所谓"诸逆冲上，皆属于火"，故食入即吐，呕吐气秽；热积胃中，耗伤津液，故身热烦躁；口渴喜饮、唇干面赤、大便秘结、小便黄赤等皆为胃热之征。

治法：清热和胃，降逆止呕。

处方：分手阴阳，清胃经，清脾经，清肝经，清大肠，逆运内八卦，横纹推向板门，掐揉右端正，分腹阴阳，推下天柱骨，推下七节骨。

3. 伤食吐

临床表现：呕吐酸馊乳块或不消化食物，口气臭秽，不思乳食，腹痛腹胀，大便酸臭，或溏或秘，苔厚腻，脉滑实，指纹紫。

证候分析：乳食不节，停滞中脘，升降失调，气逆于上，遂成呕吐；宿食停积，损伤脾胃，气机不畅，脾为食困，故不思食乳,腹胀腹痛等。

治法:消食导滞,和胃降逆。

处方:分手阴阳,清板门,顺运内八卦,横纹推向板门,掐揉四横纹,分腹阴阳,推下七节骨,按弦走搓摩,按揉足三里。

4.惊恐吐

临床表现:暴发呕吐,或频吐清涎,神态紧张,睡卧不安,指纹青。常有受惊史。

证候分析:小儿神气怯弱,元气未充,骤受惊恐,心气受损,故心神不宁,睡卧不安,面色青白;惊则气乱,恐则气下,气机暴乱,故时惊慌哭闹;肝逆犯胃,则呕吐清涎。

治法:镇惊止吐。

处方:分手阴阳,揉小天心,补脾经,清肝经,掐心经,顺运内八卦,摩百会,猿猴摘果。

【典型案例】

肖某,女,1岁6个月,2010年8月1日初诊。

主诉:腹泻、纳差1年余,伴呕吐不进食2天。

现病史:患儿系足月顺产,出生时体重2kg,唇裂,6个月行唇裂修补手术,仍以母乳、奶粉混合喂养,并添加辅食,患儿一直反复腹泻,纳差,至今仍不会行走、说话。2天前发热,体温37.5℃,吐泻加重,食入即吐,服"优卡丹""小柴胡颗粒"后热退。目前纳差,食入即吐,仍腹泻,每日2~3次,蛋花样,便色黄质稀,小便色黄,睡眠差,易惊醒,睡时磨牙。曾做血元素测定示钙、锌、铁缺乏。

查体:体温37.5℃,精神不振,面色萎黄无泽,舌淡红,苔黄腻,咽红,指纹紫滞,口气重,腹胀,前囟未闭。

中医诊断:伤食吐泻(胃失腐熟,脾失运化)。

治法：和胃降逆，健脾助运。

处方：清板门，清大肠，分手阴阳，运内八卦，掐揉四横纹，掐右端正，推下天柱骨，按弦走搓摩，摩中脘，按揉肝俞、脾俞、大肠俞，推下七节骨。

8月3日复诊：仍纳差，大便每日2次，便质变稠，精神明显好转，夜寐较前安稳，近两天夜间仅醒一次，经拍打、抚慰后即可入睡。

经8次治疗后，呕吐、腹泻、眠差等诸症消失，惟饮食量少，但较推拿治疗前已有改善。

按语："吐泻作热，由其阴阳不顺，邪正相干，脏腑不和……其儿阴阳二气不正，脏腑愈虚。"《活幼口议》云："胃乃脾家之本，荣乃卫室之根，根本坚固，百虚不作，表里充实，诸邪不入。"清板门、分手阴阳、清大肠、运内八卦、掐揉四横纹可合均阴阳，调顺三焦，正五脏之气。按弦走搓摩加摩中脘，揉肝俞、脾俞，可开胃进食，醒脾和胃，助气去虚。

【预防与调护】

1.预防

（1）哺乳时不易过急，以防空气吞入。哺乳后将小儿竖抱，轻拍背部，使吞入的空气排出，然后再让其平放。

（2）喂养小儿时，食物宜清淡且富有营养，不进辛辣炙煿和有腥臊膻臭异味的食物及饮料等。

（3）饮食清洁卫生，不吃腐败变质食品，不贪食生冷，防止食物和药物中毒。

2.调护

（1）呕吐者应专人护理，注意休息，消除恐惧心理。患儿呕吐时，抱患儿取坐位，头向前倾，用手托扶前额，使呕吐物吐出顺畅，避免呛入气管。

（2）呕吐较轻者，可进食少量易消化流质或半流质食物。较重者应暂禁食，然后用生姜汁少许滴入口中，再用米汤内服，必要时补液。

（3）服用中药时宜少量多次频服，药液冷热适中，热性呕吐者药液宜冷服，寒性呕吐者药液宜热服，避免病邪与药物格拒而加重呕吐。

第八节　厌食

厌食又称恶食，是指小儿较长时期食不贪、欲不振甚至拒食的一种病证。厌食患儿一般精神状态均较正常，发病原因主要由于喂养不当，导致脾胃不和，受纳运化失职。病程长者可使气血生化无源，抗病能力下降而易患他病，或影响生长发育，甚者转化为疳证，故应及时治疗。本病以1~6岁小儿为多见。本病可发生于任何季节，但夏季暑湿当令之时，可使症状加重。若因外感或某些慢性病而出现食欲不振者，则不属本病范围。

【病因病机】

本病的主要原因，由于平素饮食不节，或喂养不当，以及长期偏食等损伤脾胃而致。《诸病源候论·哺露候》云："小儿乳哺不调，伤于脾胃，脾胃衰弱，不能饮食，血气减损，不能荣肌肉，而柴辟羸露。其脏腑之不宣，则吸吸苦热，谓之哺露也。"哺露与厌食相类似。

小儿时期脾常不足，如片面强调给予高营养的滋补食品，超越了脾胃正常的运化能力，或恣意投其所好，养成偏食习惯，生活不规律等，皆可导致脾失健运。脾胃互为表里，脾主运化输布营养精微，升清降浊，为气血生化之源，五脏六腑、四肢百骸皆赖以所养；胃主受纳熟腐水谷传于小肠，分清泌浊。故饮食失调，必伤脾胃。胃阴伤则不思进食，脾阳伤则运化失职。

【治疗原则】

本病治疗以运脾开胃为基本法则，结合标本虚实进行辨治，治以健脾益气、运脾开胃。

【辨证分型】

1.脾失健运

临床表现：面色少华，不思纳食，或食物无味，拒进饮食，形体偏瘦，而精神状态一般，大小便均基本正常，舌苔白或薄腻，脉尚有力。

证候分析：脾气通于口，脾不和则口不知五味。脾为后天之本，脾之健运输布精微，以生气血。拒进饮食，长期进食不多，则气血生化不足，不营于面，故见面色少华，形体偏瘦。病由脾失健运而无其他病理变化，故精神状态一般。舌苔白或薄腻，舌质偏淡，乃脾气不振之征。

治法：健脾助运。

处方：分手阴阳，补脾经，运内八卦，掐揉四横纹，摩中脘，按揉脾俞、胃俞、肝俞，按揉足三里。

2.胃阴不足

临床表现：口干多饮而不喜进食，皮肤干燥，缺乏润泽，大便干结，舌苔多见光剥，亦有光红少津者，舌质偏红，脉细。

证候分析：胃为阳腑，体阳而用阴。胃阴指胃之清津，是阴液之本。胃为水谷之海，十二经皆禀气于胃，胃主受纳和熟腐水谷，故胃阴足则降而不逆，饮食如常。胃阴不足，则水谷少食，津液无由生化，阴伤则液乏，致舌质偏红而干，苔见花剥而质光红；大便干结者，亦为胃阴不足之征。胃不游溢精气，脾气无由散精，故皮肤失润，形体消瘦。

治法：养胃育阴。

处方：分手阴阳，揉板门，补脾经，运内八卦，补肾经，揉中脘、关元，按揉胃俞、三焦俞、肾俞，按揉足三里。

3.脾胃气虚

临床表现：精神较差，面色萎黄，厌食或拒食，若稍进食，大便中夹有不消化食物，或大便不成形，容易出汗，舌苔薄净或薄白，脉无力。

证候分析：胃主受纳，脾主运化。胃气不和，纳谷不香；脾失健运，则进食不化。长期进食不多，后天生化乏源，故见精神疲软，面色萎黄。脾失健运则消化、吸收传送功能失常，故大便中常夹有不消化食物等。

治法：健脾益气。

处方：分手阴阳，补脾经，揉板门，运内八卦，补肾经，摩中脘，按揉足三里，捏脊，重提脾俞、胃俞、肾俞。

【典型案例】

谭某，男，1岁10个月，2006年2月24日初诊。

主诉：食欲不振年余。

现病史：自幼食欲不振，断奶后尤为明显，喜饮奶，只喝稀饭，不喜吃蔬菜，进主食量少，喜饮，大便偏干，小便正常，睡眠好，好发眼疮。

查体：精神好，面色黄，舌淡红苔白，指纹青，腹胀。

诊断：厌食。

治法：健脾和胃，消积助运。

处方：补脾经，清大肠，运内八卦，补肾经，分腹阴阳，按弦走搓摩，摩中脘，按揉脾俞、胃俞、肾俞。7次为一疗程，每日1次。

2月28日复诊：经4次推拿后进食较前好转，能进少量主食、蔬菜，大便每日1次，质先干后软，上方加捏脊。

3月4日复诊：经7次治疗，食欲明显好转，能主动进食，喝奶量也较前增多，面色转润泽，腹胀消失，活泼好动。

按语：小儿脾常不足，家长投其所好，养成喝稀粥、牛奶而不吃主食和蔬菜的偏食习惯，故出现大便偏干；上下眼睑又称眼胞，属于脾土，脾主肉，故称肉轮，眼部经常发疮，说明脾胃湿热壅滞，故用健脾消积助运的方法为主。补脾经、分腹阴阳、运内八卦、按揉脾俞可健脾助运；摩中脘、清大肠、揉胃俞可和胃降浊；"肾为胃关"，补肾经、揉肾俞以助胃中浊气下降，清气上升，达到润肠通便的目的；捏脊能健脾和胃，并有强壮体格的作用。诸法合用，故奏效其捷。

【预防与调护】

1. 预防

（1）掌握正确的喂养方法，饮食起居按时有度。饭前勿食糖果、饮料，夏季不贪食凉饮。根据不同年龄，给予营养丰富、易于消化、丰富多样的食品。母乳喂养的婴儿4个月后应逐步添加辅食。

（2）出现食欲不振的症状时要及时审查原因，采取针对性治疗措施。对病后胃气刚刚恢复者，要逐渐添加饮食，切勿暴饮暴食而使脾胃复伤。

（3）注意精神调护，培养良好的性格，教育孩子要循循善诱，切勿训斥打骂，变换生活环境要逐步适应，防止惊恐恼怒损伤。

2.调护

（1）纠正不良饮食习惯，做到"乳贵有时""食贵有节"，不挑食、偏食。不强迫进食，饮食定时适量，荤素搭配，少食肥甘厚味、生冷坚硬等不易消化的食物，鼓励多食蔬菜及粗粮。

（2）遵照"胃以喜为补"的原则，先从小孩儿喜欢的食物着手，来诱导开胃，暂时不要考虑营养价值，待其食欲增进后，再按营养的需要供给食物。

（3）注意生活起居，加强精神调护，保持良好情绪，饭菜多样化，讲究色香味，以促进食欲。

第九节　积滞

积滞是指小儿内伤乳食，停聚不化，气滞不行所形成的一种胃肠疾患。以不思乳食、腹部胀满、大便不调等为特征。禀赋不足、脾胃素虚、人工喂养及病后失调者更易患病。本病一般预后良好，少数患儿可因积滞日久，迁延失治，进一步损伤脾胃，导致气血化源不足及生长发育障碍，而转化为疳证，故前人有"积为疳之母，有积不治，乃成疳证"之说。本病既可单独出现，也可夹杂在其他疾病中。各种年龄均可发病，但以婴幼儿为多见。

【病因病机】

引起本病的主要原因为乳食积滞，伤及脾胃，致脾胃运化功能失调；或脾胃虚弱，腐熟运化不及，乳食停滞不化。其基本病机主要是乳食停聚中脘，积而不化，气滞不行。

1.乳食不化

小儿脾常不足，肠胃嫩弱，若乳食不节，喂养不当，易伤于饮食，或过食肥甘生冷，或难以消化之物，均可损伤脾胃，致使脾胃运化失职，升降不调，而成积滞。《素问·痹论》指出："饮食自倍，肠胃乃伤。"乳食不化是引起本病的主要原因。

2.脾胃虚寒

小儿胃气虚弱，或病后体虚，脾气虚损，令乳食停蓄不消，每多形成虚中夹实的积滞。《诸病源候论·宿食不消候》指出："宿食不消，由脏气虚弱，寒气在于脾胃之间，故使谷不化也。宿谷未消，新谷又入，脾气既弱，故不能磨之，则经宿而不消也，令人腹胀气急，噫气酸臭。"

【治疗原则】

本病治疗以消食化积、理气行滞为基本法则，实证以消食导滞为主，虚实夹杂宜消补兼施。

【辨证分型】

1.乳食内积

临床表现：伤乳积滞者，不欲吮乳，呕吐乳片，口中有乳酸味，腹胀并痛，大便酸臭；伤食者，则食欲不振，或呕吐酸馊，腹部胀满，大便臭秽，腹痛欲便，便后痛减。手足心热，烦躁多啼，夜卧不安，舌红苔腻，脉滑数，指纹紫滞。

证候分析：乳食停滞，郁结不化，致胃气上逆，则呕吐乳片或食物残渣；积滞蕴结中焦，气机不利，故腹满痛拒按，心烦哭啼不宁；乳食停滞中州，受纳运化失宜，故不思乳食；腐秽内结，故大便酸臭；便后邪气下泄，所以痛减；食结于中焦，郁结化热，故可见脘腹、手足心热；舌苔厚腻，为食积脘腹，秽浊之邪不化之象；指纹紫滞，是乳食积滞的特征。

治法：健脾和胃，消积导滞。

处方：分手阴阳，补脾经，清板门，清大肠，掐揉四横纹，运内八卦，分腹阴阳，按揉天枢，按揉脾俞、胃俞，推下七节骨，揉足三里。

2.脾胃虚寒

临床表现：面色萎黄，困倦无力，不思乳食，食则饱满，腹满喜按，或呕逆不化，大便溏薄或夹有不消化的乳食，唇舌淡白，苔白腻，脉细滑，指纹多见淡红。

证候分析：脾胃虚寒，健运失职，不能生化精微，气血俱虚，故面黄唇淡，困倦无力；脾阳不振，则不思乳食，食则胀满；气血虚则舌质淡；胃阳虚则不能腐熟水谷及温化湿邪，故舌苔白腻；脉细滑，指纹淡红，是气虚有滞之征。

治法：健脾益气，行气和中。

处方：分手阴阳，补脾经，运板门，运内八卦，揉外劳宫，补肾经，摩中脘、关元、气海，揉脾俞、胃俞，捏脊，按揉足三里。

【典型案例】

马某，男，4岁，2014年11月18日初诊。

主诉：发热伴腹胀、纳呆1天。

现病史：昨天进食冷饮一瓶（400mL以上）后出现胃部不适，不思饮食。现体温39℃，精神不振，大便两天不通，小便正常，睡眠不安，出汗多。平时经常腹痛，曾做腹部B超检查，显示为"肠系膜淋巴结炎"，最大淋巴结为1.6cm×1.5cm。

查体：体温39.3℃，精神萎靡，面色黄，唇红，苔黄腻，咽红，扁桃体I°肿大，腹胀，遍体灼热，腹部较著。

中医诊断：积滞。

治法：和中化湿，消积导滞。

处方：退六腑，推三关，清大肠，掐揉四横纹，清胃经，推下天柱骨，推下七节骨，掐揉少商。

11月19日复诊：高热退，体温37℃，精神好，面色略黄，唇红，仍未大便。上方去推下天柱骨，重用清大肠，推下七节骨。

11月20日复诊：昨日午后大便1次，量多，热退，诸症消。

按语：患儿素有乳食停滞中州，加之其服冷饮一瓶，使腹部寒热格拒，气血不畅，脾胃受纳运化失宜，而致纳呆，不思饮食。气机不利故而腹痛，睡眠不安。乳食停滞，食结于中焦，郁结化热，而见遍体灼热，腹部尤甚。治宜和中化湿，消积导滞。

【预防与调护】

1. 预防

（1）注意调节饮食。饮食应合理，乳食宜定时定量，富含营养，易于消化。禁忌暴饮暴食，不要过食肥甘炙煿、生冷瓜果，不要养成偏食零食习惯，不要妄加滋补。

（2）应根据小儿生长发育需求逐渐给婴儿添加辅食，按由少到多、由稀到稠、由一种到多种循序渐进的原则进行。

2. 调护

（1）伤食积滞患儿应暂时控制饮食，给予药物调理，积滞消除后逐渐恢复正常饮食。

（2）注意病情变化，给予适当处理。呕吐者，可暂停进食，并给予生姜汁数滴加少许糖水饮服。腹胀者，可揉摩腹部。便秘者可用蜂蜜10~20mL冲服，严重者可予开塞露润导。脾胃虚弱者，常灸足三里穴。

第十节　疳证

疳证是由于喂养不当或其他疾病影响，使脾胃虚损，运化失常，气液耗伤，脾失所养而致形体羸瘦的一类疾病。临床以面黄肌瘦、毛发焦枯、肚大青筋、精神萎靡、饮食异常为特征。本病发作无明显季节性，各种年龄均可患病。临床多见于5岁以下小儿。因其起病缓慢，病程迁延，不同程度地影响小儿的生长发育，严重者还可导致阴竭阳脱，猝然变险，因而被古人视为恶候，列为儿科四大要证之一。新中国成立后，随着人民生活的不断改善和医疗保健事业的深入开展，本病发病率明显下降，特别是重症患儿显著减少。本病经恰当治疗，绝大多数患儿可治愈，极少数重症和有严重兼证者，预后较差。

"疳"之含义，自古有两种解释：其一曰"疳者甘也"，是指小儿偏食肥甘厚腻，损伤脾胃，形成疳证；其二曰"疳者干也"，是指气液干枯，形体羸瘦。前者言其病因，后者述其病机及主症。

【病因病机】

1.饮食不节，脾胃损伤

乳幼儿时期脾胃运化功能薄弱，若小儿饮食无度，或恣食肥甘生冷，壅聚中焦，脾胃损伤，运化失常，形成积滞，积滞日久，纳化无权，以致脏腑之气失于濡养，渐致形体羸瘦，气液亏耗，而成疳证。

2.喂养不当，营养失调

因母乳不足，或断乳过早，或不能及时添加辅食，由于营养不足，或不适应小儿机体的需求，致水谷精微生化无源，不能濡养脏腑肌肉，四肢百骸，导致形体日趋羸瘦、气血虚衰的疳证。

3.疾病影响

若因长期吐泻、慢性痢疾、结核病、寄生虫病等损伤气血，致使脾肺损伤，纳化失源，元气虚惫，骨髓不充，真阳不足，甚则阳损及阴，阴虚火旺，耗伤津液，乃至精液消亡，导致形体日瘦，转化成疳。

4.禀赋不足

先天禀赋不足，早产多胎，或母亲孕期就病，药物损伤胎元，致出生后元气虚惫。脾胃功能薄弱，纳化不健，水谷精微摄取不足，气血亏耗，脏腑肌肤失于濡养，形体显瘦，形成疳证。

综上所述，疳证的主要病变部位在脾胃，其基本病理改变为脾胃受损，津液消亡。因脾胃受损程度不一，病程长短有别，而病情轻重差异悬殊。起初仅表现脾胃失和，运化不健，或胃气受损，脾气已伤，胃强脾弱，肌肤失荣者，为病情轻浅，正虚不著的疳气阶段；进而脾胃虚损，运化不及，积滞内停，壅塞气机，阻滞脉络，则呈现虚中夹实的疳积证候；若病情进一步发展或失于调治，脾胃日渐衰败，津液消亡，气血耗伤，元气衰惫，形体枯瘦者，则导致干疳。

【治疗原则】

根据疳证的不同时期，应采取不同的治法，疳气以和为主，疳积以消为主，或消补兼施，干疳以补为要。

【辨证分型】

1.疳气

临床表现：形体消瘦，面色少华，毛发稀疏，食欲不振，或善食易饥，大便干稀不调，精神欠佳，易发脾气，舌淡红，苔薄微腻，脉细有力。

证候分析：本证多为病之初起，脾胃失和，纳化不健，则饮食不香，甚则厌食。脾胃运化不健，水谷精微化生气血不足，形体失于充养，故见形瘦，面色少华，毛发稀疏，精神欠振。清气不升则便溏，浊气不降则便秘，故大便时干时稀。若胃火偏亢则善食易饥；脾虚肝旺则易发脾气。

治法：调脾健运。

处方：推三关，补脾经，运内八卦，清补大肠，推五经，揉板门，运水入土，捏脊，重提脾俞、胃俞，揉足三里。

2.疳积

临床表现：形体消瘦明显，面色萎黄，肚腹膨胀，甚则青筋暴露，毛发稀疏，精神不振，或烦躁易怒，睡眠不宁，或见揉眉挖鼻，吮指磨牙，动作异常，食欲不振或多食多便，舌质淡，苔薄腻，脉沉细而滑。

证候分析：本证多由疳气发展而来，积滞内停，壅滞气机，阻滞肠胃，导致脾胃为病，属于虚实夹杂的证候，其本为虚，其标为实。形瘦面黄为虚，腹大膨胀为实。血积者右肋下痞块质硬，腹胀青筋显露。病久脾虚，气血生化乏源，故形瘦，面色无华，发稀结穗。胃有虚火，脾虚失运，即胃强脾弱，则多食多便，饮食不为所养而消瘦。心肝之火内扰，则睡眠不宁，脾气急躁易怒。

治法：消积醒脾。

处方：分手阴阳，补脾经，补肾经，揉板门，清肝经，掐心经，运内八卦，捏脊，重提脾俞、肾俞、肝俞，揉足三里。

3. 干疳

临床表现：极度消瘦，呈老人貌，皮肤干瘪起皱，皮包骨头，精神萎靡，啼哭无力且无泪，毛发干枯，腹凹如舟，杳不思纳，大便稀溏或便秘，时有低热，口唇干燥，舌淡或光红少津，脉沉细弱。

证候分析：本证为疳之重候，出现于疳之后期，皆由脾胃衰败，津液消亡，气血俱虚所致。脾虚气衰，故精神萎靡，啼哭无力；胃气衰败，则杳不思纳；脾虚不运，则大便稀溏；阴液耗竭，上则口唇干燥、啼哭无泪、舌光红少津，下则肠失濡润而便秘；阴亏生内热，则时有低热。

治法：补益气血。

处方：分手阴阳，揉板门，补脾经，补肾经，运内八卦，推三关，清天河水，揉二马，捏脊，重提脾俞、胃俞、肾俞，揉足三里。

【典型案例】

孙某，女，1岁1月，2013年9月25日初诊。

主诉：消化不良半年。

现病史：（其母代述）患儿足月出生，出生时3.5千克，6个月时达到9.5千克，6月之前各项情况良好，自6个月断奶开始添加辅食后，即出现便次增多，质稀色黑味臭，纳差，皮肤出现红疹等。医院检查过敏原：牛奶蛋白过敏（+++），西红柿（++）。服深度水解奶粉后大便好转，皮肤过敏症状减轻，其母担心营养不足，给患儿改用羊奶粉，现皮肤出现过敏症状，现体重9kg，身高75cm，消谷善饥，小便黄，大便调，汗不多，烦躁易怒，皮肤干燥，眠安。

查体：营养状况一般，精神佳，面色暗黄，舌红少津，手足心热，腹软不胀。

中医诊断：疳证（疳气）。

西医诊断：消化不良。

治法：健脾和胃，消积导滞。

处方：分手阴阳，补脾经，运板门，运内八卦，补肾经，掐揉四横纹，按揉中脘，按揉脾俞、胃俞，捏脊，重提脾俞、胃俞，揉足三里。7天为一疗程，每日1次。

10月1日复诊：面色明显好转，大便每日1次，色黄，烦躁程度有所减轻，眠安。

10月8日复诊：患儿饮食情况明显好转，皮肤干燥程度改善。

2014年1月来诊：患儿体重及身高都有明显增加，家长十分满意。

按语：患儿先天脾胃虚弱，因饮食无度，脾胃受损，运化失常，导致纳化无权，脾胃不和，故见消谷善饥，皮肤失于濡养。补脾经、运内八卦健脾助运，调理脾胃；掐揉四横纹，按揉脾俞、胃俞、中脘，捏脊，可消积导滞，调和脏腑；补肾经、揉足三里可固本益气。

【预防与调护】

1.预防

（1）提倡母乳喂养，乳时定时定量，按时按序添加辅食。供给多种营养物质，以满足小儿生长发育的需要。

（2）合理安排小儿生活起居，保证充足的睡眠时间，经常户外活动。呼吸新鲜空气，多晒太阳，增强体质。

（3）纠正饮食偏嗜、过食肥甘滋补、贪食零食、饥饱无常等不良饮食习惯。

（4）发现体重不增或减轻、食欲减退时，应尽快查明原因，及时加以治疗。

2.**调护**

（1）加强饮食调护，饮食物要富含营养、易于消化，小儿添加辅食不可过急过快，应由少到多、由稀至稠、由单一到多种循序渐进地进行。

（2）保证病室温度适宜，光线充足，空气清新，患儿衣物要柔软，注意保暖，防止交叉感染。

（3）病情较重的患儿，要加强全身护理，防止褥疮、眼疳、口疳等并发症的发生。

（4）定期测量患儿的体重、身高，以及时了解和分析病情，检验治疗效果。

第十一节　腹痛

腹痛是指胃脘以下、脐之四旁以及耻骨以上部位发生的疼痛，包括大腹痛、脐腹痛、少腹痛和小腹痛。大腹痛是指胃脘以下脐部以上腹部疼痛，脐腹痛是指脐周部位的疼痛，少腹痛是指小腹两侧或一侧疼痛，小腹痛指下腹部的正中部位疼痛。

腹痛是临床上常见证候，可见于任何年龄与季节，婴幼儿不能言语，腹痛多表现为啼哭。腹痛涉及的范围很广，如《古今医统·腹痛》云："小儿腹痛之病，诚为急切。凡初生二三个月及一周之内，多有腹痛之患。无故啼哭不已或夜间啼哭之甚，多是腹痛之故。大都不外寒热二因。"后世一般将腹痛分为寒热虚实四大类，便于掌握。

本节腹痛主要指的是针对儿科无急腹症指征的腹痛。《小儿推拿广意·腹痛》曰："盖小儿腹痛有寒，有热，有食积、偏坠、寒疝及蛔虫动痛，诸痛不同，其名亦异，故不可一概而论之。"

【病因病机】

小儿脏腑薄弱，形气未盛，易为内外病因所伤，六淫侵袭、乳食停滞、脾胃虚寒、情志刺激等均可引起气机阻滞，经脉失调而发生腹痛。基本病机主要是"不通则痛"和"不荣则痛"。

1. 感受外邪

由于护理不当，或气候突然变化，小儿脐腹为风寒冷气所侵，寒主收引，寒凝则气滞，气滞则经络不通，搏结肠间，气机阻滞，不通则痛。

2. 乳食积滞

乳食不节、暴食暴饮或恣食生冷食物，停滞中焦，脾胃损伤，气机受阻，而致腹痛。

3. 蛔虫感染

感染蛔虫，扰动肠中，或窜行胆道，或虫多而扭结成团，阻止气机，而致气滞作痛。

4. 脾胃虚寒

平素脾胃虚弱，或久病脾虚，致脾阳不振，运化失司，寒湿滞留，中焦气血失于温养而致腹痛。

5. 气滞血瘀

小儿情致怫郁，肝失条达，肝气横逆，犯于脾胃，中焦气机窒塞，血脉凝滞，导致气血运行不畅，产生腹痛。

上述不同的病因，加上小儿素体差异，形成病机属性有寒热之分。一般感受寒邪或过食生冷或素体阳虚而腹痛者属于寒性腹痛。过食辛辣、香燥和膏粱厚味成积滞，热结阳明而腹痛，属于热性腹痛。若因气滞血瘀者，常表现为寒热错杂之证。病情演变分虚实。其发病急，变化快，因寒热食积等损伤所致者多为实证；其起病缓，变化慢，常因脏腑虚弱所致者多为虚证。两者亦可相互转化，实证未得到及时治疗可以转化为虚证，虚证复感寒邪或伤于乳食，又可成虚实夹杂之证。

【治疗原则】

治疗腹痛多以"通"字立法，以调理气机、疏经通脉为主。在通法的基础上，结合病因病机，标本兼治，实者祛邪疏导，虚者温中补虚。

【辨证分型】

1.寒凝腹痛

临床表现：小儿感受寒邪后，突然腹痛，屈腰而啼，面色苍白，腹部喜按怕冷，手足欠温，大便溏薄，小便清长，舌质淡，舌苔薄白，指纹色红或隐伏不见。

证候分析：小儿肌肤疏薄，风寒侵腹，内舍肠胃，寒凝气滞，气血壅阻不通，故腹痛急剧；遇阴寒则阳气闭，得温则阳气通，故喜温喜按；寒伤中阳，运化失调，故大便溏薄，小便清长；舌苔薄白，指纹红，均为虚寒之征。

治法：温中散寒，行气止痛。

处方：分手阴阳，揉外劳宫，掐揉一窝风，补脾经，运内八卦，推三关，按脐，摩中脘，揉足三里。

2.食积腹痛

临床表现：腹部胀满疼痛，面色黄而暗滞，不思乳食，嗳腐吞酸，恶心呕吐，矢气频作，腹泻或便秘，夜卧不安，舌苔白腻，指纹淡滞。

证候分析：食滞蕴热，结于肠胃，则腹胀满疼痛，不思乳食。

治法：健脾理气，消食止痛。

处方：分手阴阳，清板门，清大肠，运内八卦，清肝经，揉中脘，分腹阴阳，按弦走搓摩，拿肚角，四步摩腹法，按揉足三里。

3. **虫痛**

临床表现：腹痛突然发作，以脐周为甚，时发时止，痛时高声啼哭，有时腹部可摸到蠕动之块状物，时隐时现，有便虫史，面黄肌瘦，或嗜食异物。如有蛔虫窜行胆道，则痛如钻顶，口吐清涎或伴呕吐。

证候分析：因蛔虫聚团，动扰不安，阻碍小肠气机，故脐周痛；虫体摄取精微气血，故饮食不荣肌肤而面黄肌瘦；脾胃受损，不知五味，故喜异食。

治法：温中行气，安蛔止痛。

处方：按揉肝俞、胆俞或背部压痛点，揉一窝风，揉外劳宫，推三关，摩腹，揉脐。

4. **虚寒腹痛**

临床表现：腹痛隐隐，喜温喜按，面色萎黄，形体消瘦，食欲不振，易发腹泻，舌淡苔薄，指纹色淡。

证候分析：患儿素体阳虚，或因消导、攻下太过，以致脾阳不振，气血不足以温养，故腹痛隐隐；得热则寒气消散，故喜温喜按。

治法：健脾益气，温阳止痛。

处方：分手阴阳，补脾经，补肾经，揉外劳宫，揉一窝风，推三关，按揉中脘，按脐，揉脾俞、胃俞，按揉足三里。

【典型案例】

王某，女，3岁1个月，2011年2月9日初诊。

主诉：腹痛4天。

现病史：3天前因腹痛于山东大学儿童医院就诊，经临床医生检查并结合B超检查诊断为"肠套叠""肠系膜淋巴结炎"，用空气注射疗法，注射后腹痛减轻回家，今晨又出现腹痛，大便1次，性质正常，纳差，睡眠不安，担心"肠套叠"加重，来诊。

查体：神志清，精神一般，面色白而无泽，舌淡红，苔少，腹软，脐周压痛。

B超检查报告：腹部探及多个低回声结节，最大一个约为1.9cm×1.0cm，边界清晰，回声均质，肠管蠕动正常，无扩张、积液征象。腹腔内未探及异常液性暗区，右下腹探及明显阑尾回声。超声提示：肠系膜淋巴结炎。

中医诊断：腹痛（寒凝气滞）。

西医诊断：肠系膜淋巴结炎。

治法：温寒止痛，行气止痛。

处方：揉外劳宫，揉一窝风，推指三关，补脾经，按揉关元，摩腹，按脾俞、胃俞、大肠俞。

2月10日复诊：腹痛未再出现，纳食好转，睡眠好，下午睡3小时，夜间睡眠正常，精神好，玩耍活泼有劲，要求再治疗一次，效不更方，处方同上。

按语：患儿面色白而无泽，舌淡红，苔少，由于风寒侵腹，内舍肠胃，寒凝气滞，经络不畅，气血不行而致腹痛。故治以温寒止痛、行气止痛为主。补脾经、摩腹、揉关元温中健脾；推指三关、揉外劳宫温阳散寒，行气活血；配揉一窝风理气止腹痛。

【预防与调护】

1.预防

（1）注意饮食卫生，勿食生冷。

（2）注意气候变化，防止感受外邪，避免腹部着凉。

（3）餐后稍事休息，勿做剧烈运动。

2.调护

（1）剧烈和持续腹痛者应卧床休息，随时检查腹部体征，并做必要的辅助检查，以便鉴别诊断，及时处理。

（2）根据病因给予相应饮食调护，消除患儿的恐惧心理。

（3）寒性腹痛者应温服或热服药液，热性腹痛者应冷服药液，伴呕吐者药液要少量多次分服。

第十二节　肠梗阻

肠腔内容物的正常运行发生障碍，不能顺利通过肠道，即称为肠梗阻。其临床表现以痛、呕、闭为主要特征。肠梗阻的结果，可以造成全身生理功能的紊乱和肠管本身功能器质的变化，严重时常危及患儿的生命，故需要及时正确处理。

中医学最早文献《黄帝内经》中已有机械性肠梗阻的典型症状描述，后世文献中的"关格"及"肠结"证候与肠梗阻症状颇相似。

新生婴儿肠梗阻多为先天肠道畸形所致；3岁以下的幼儿肠套叠是常见的梗阻原因；在儿童则应想到肠蛔虫、食团、燥屎所引起的肠梗阻。早期的肠套叠、肠扭转及肠蛔性肠梗阻，可以采用推拿治疗。

【病因病机】

肠梗阻的基本原因可为机械性肠梗阻，如种种原因引起肠腔狭小，以致肠内容物不能通过，例如先天性肠道异常、炎症、肿瘤使肠腔狭窄，肠管以外粘连或肿物压迫，以及绞窄性疝、肠套叠、肠扭转、肠蛔虫，也可由于肠壁肌肉运动紊乱，或肠壁肌肉因为神经反射而失去蠕动能力，如腹部大手术后、腹膜后出血等，这又称为动力性肠梗阻。根据肠壁血运有无障碍，肠梗阻可分为单纯性肠梗阻和绞窄性肠梗阻；根据梗阻发生部位，肠梗阻常分为高位小肠梗阻及低位小肠梗阻；根据肠腔梗阻的程度可分为完全性肠梗阻和不完全性肠梗阻。

中医学认为，气、血、寒、热、湿、食、虫等任何因素都可造成大、小肠通降功能失常，使肠道气血瘀结，滞塞不通，发为肠梗阻。因为肠为六腑之一，司消化、吸收和排泄，其正常的生理功能为动而不静，降而不升，泻而不藏，实而不满，因此肠道以下行通降为顺。如果种种原因使肠腑气机闭塞，下行通降失职而致病。

【治疗原则】

调和气血，行滞化瘀。手法宜轻柔和缓，力量适度，"得气"即可，动作缓慢，操作时间稍长些。

【辨证分型】

1.蛔虫性肠梗阻

临床表现：突然发生阵发性腹痛、呕吐、便秘，可扪及可移动的条状肿块，表面不平，有粗绳团样感觉，可随肠管收缩而改变形状与部位，没有腹肌抵抗、血便，钡剂灌肠往往可看到成团的虫体阴影，体温和白细胞计数正常或轻度增高，但嗜酸性粒细胞百分比可增多，结合有排蛔虫或吐蛔虫病史能明确诊断。

证候分析：因儿童肠腔较小，蛔虫扭结成团堵塞肠道，肠道气机受阻，不通则痛，故阵发性腹痛，便秘；由于肠道痞塞不通，胃失和降，滞塞上逆，则呕吐；因按之则热气至，蛔虫得热则舒，故扪之可改变形状。

治法：通滞开闭，理肠驱虫。

处方：横纹推向板门，揉一窝风，摩腹，揉脐，按揉脾俞、胃俞、大肠俞、足三里。

2.肠套叠

临床表现：发病突然，呈阵发性腹痛，由于小儿不能自述，表现为突然大哭，面色苍白，下肢蜷曲，出汗。发作一阵后间歇，幼儿又恢复活动或安静入睡，反复发作后精神渐差，疲倦，面色青白。呕吐初时为胃内容物，在发病4~12小时后，往往出现便血或排出黏液样物，腹胀，右腹部或升横结肠处有腊肠形包块。晚期可出现脱水，电解质紊乱，精神萎靡，腹胀，发热，甚至休克。

证候分析：一段肠管套入与其相连续邻近的肠管内，肠道阻塞不通，故突然腹痛，并出现肠型；如果反复发作，套入的肠管不能退出，则造成瘀血阻滞，伤及肠络，可见血便或黏液；气不得下行而上逆，故作呕吐；饮水不下，津液消耗而伤阴，故精神萎靡；肠闭不通，正气渐衰，可能发生休克。

治法：调理肠腑，通滞启闭。

处方：掐揉五指节、四横纹、小横纹、一窝风、外劳宫，摩腹，分腹阴阳，按揉八髎，运外八卦。

3.粪块堵塞性肠梗阻

临床表现：腹胀，腹痛，嗳气泛酸，大便秘结不通，左下腹部可触及粪块。多见于腹部手术后肠粘连的患儿。

证候分析：有形之邪堵塞肠管，肠腑传导失司，肠内容物不能下行，不通则痛，故腹痛腹胀，大便秘结；由于腑气不能通降而上逆，故嗳气泛酸。

治法：润肠通腑。

处方：清大肠，清脾经，补肾经，退六腑，拿肚角，揉龟尾，推下七节骨，推下承山。

肠扭转的患儿可采用颠簸疗法，即取胸膝俯卧位，用手沿顺时针或逆时针方向摩腹，术者双手放在患儿腹部两侧，做上下或左右振动，手法要轻快，以病儿能忍受为度，反复施行几次，每次5~10分钟。

【预防与调护】

1.肠梗阻原因复杂，儿童时期应注意饮食有节，有排蛔虫史者要积极治疗蛔虫病，饱食后不宜做剧烈活动。

2.婴幼儿不宜突然更换辅食。

3.腹部手术后，要早期起床活动，并要经常摩腹，预防肠粘连发生。

第十三节　脱肛

脱肛又称直肠脱垂，是指肛管、直肠向外翻出而脱垂于肛门外的病证，多见于1~3岁的小儿。如脱出久不复位，脱出的肠管会肿胀、充血发炎，如不及时治疗，可致脱出组织坏死。因此，对严重脱肛患儿应重视。

【病因病机】

1.气虚下陷

小儿素体虚弱，营养不良，或久泻久痢久咳，正气耗损，气虚下陷，统摄升提无力，而导致本病。

2.大肠结热

湿热下注，大便干结，大便时用劲增加腹腔力，压力迫肛外脱。

3.禀赋不足

小儿解剖上发育缺陷，或小儿身体未发育完全，骶骨弯尚未成长，直肠呈脱垂位，易于向下滑动；小儿直肠肌肉、提肛肌尚未发育完全，固定能力差。因此，久泻久咳，腹压增加，能使用肛门、直肠脱垂。

【治疗原则】

虚证以补气升提为主，实证以清泻热邪为主。

【辨证分型】

1.气虚脱肛

临床表现：每逢大便时直肠黏膜脱出肛门外，轻者便后能自动回缩，重者便后需用手揉托方能复位。严重的脱肛不仅大便时脱出，而且平时啼哭、咳嗽、打喷嚏、用力时也会脱出。脱出的直肠色淡红，常有少量黏液。患儿形体消瘦，精神不振，面色㿠白，舌淡苔薄，指纹色淡。

证候分析：肛门为大肠的门户，肺与大肠相表里，故脱肛与肺和肠道疾病有关。小儿禀赋不足，肠胃薄弱，如长期腹泻、痢疾、久咳，脾胃虚寒，使气虚下陷，用力屏气，则可使肛门脱出。形体消瘦、精神不振、面色㿠白等均是气虚的表现。

治法：补中升陷。

处方：补脾经，补肺经，补大肠，揉外劳宫，推三关，按揉百会，揉龟尾，推上七节骨，捏脊。

2. 实热脱肛

临床表现：肛门直肠脱出，色鲜红，有少量鲜红渗出液，红肿刺痛瘙痒，兼有口苦苔黄，小便色黄，大便干燥，指纹色紫。

证候分析：因大肠结热，湿热下注，或因习惯性便秘，液燥肠干，排便时气迫于下，以致肛门外翻。

治法：清热利湿。

处方：清补脾经，清大肠，清小肠，退六腑，按揉膊阳池，拿天枢，推下七节骨，揉龟尾。

【典型案例】

任某，男，2岁3个月，1996年4月7日初诊。

主诉：直肠自肛门脱出两月余。

现病史：因在托儿所坐便盆时间过长逐渐出现直肠脱出，开始温水洗后能回缩，近两个月来脱出物不能回缩，已服中药补中益气汤二十余剂，并外洗，症状无明显改善，故要求推拿治疗。

查体：精神一般，面色萎黄，舌红苔淡白，指纹淡青至气关，肛门可见小指头大小肿物，色略红，伴有少量黏液。

中医诊断：脱肛（气虚）。

治法：健脾补中，升阳固脱。

处方：补脾经，补大肠，补中脘，揉气海，摩百会，摩脾俞、肾俞，推上七节骨，揉龟尾。

4月10日复诊：4次推拿治疗后，饮食有明显好转，面色转润，情绪好转，每次洗完肛门后能回纳，肛门黏液变少。

6次推拿治疗后患儿肛门脱出物已回纳，精神活泼，面色润泽，食欲大增。23次治疗后，每次排便后能主动回纳。

按语：《张氏医通》云："实热则大便秘结，虚寒则肛门脱出。因吐泻脾虚，肺无所养，故大肠气虚下脱也。"本案患儿素体脾气虚弱，养育不当，久坐便盆，真元之气因虚下陷，导致肛门外脱，加之未能及时治疗，因而经久回纳无力。故治疗以益气升陷为主。推拿处方中补脾经、摩中脘、揉气海健脾益气；补大肠、推上七节骨涩肠固脱；摩百会提中升陷；揉龟尾理肠提肛。

【预防护理】

1.揉龟尾理肠提肛，或用棉花或纱布蘸食油少许，轻轻揉肛门托回，并嘱其两下肢并拢，休息后再下床活动。

2.脱肛的原因很多，应针对病因进行治疗，如咳嗽、腹泻等。在治疗期间，避免蹲位排便，小儿取直大腿把屎，或取仰卧位排便。

第十四节　便秘

大便秘结不通，或排便时间间隔过长，或虽有便意而排出困难，皆称为便秘。便秘是儿科临床常见的一个证候，可单独出现，有时继发于其他疾病的过程中。单独出现便秘有两种情况：一为习惯性便秘，其原因与体质素禀有关，阴虚体质多由血燥，阳虚体质多因气弱；二为一时性便秘，其原因与饮食起居失调有关，如饮食内伤、过食辛燥，每致肠间津枯而大便不行，或生活不规律未养成按时排便习惯等。

根据病因及症状，便秘可分为实秘和虚秘两类。治疗便秘的原则当本着六腑传化物而不藏，以通为用之旨，当用通便开秘为主。

【病因病机】

饮食通过脾胃运化，吸收其精微之后，由大肠传送糟粕而出。《素问·灵兰秘典论》云："大肠者，传导之官，变化出焉。"

《素问·金匮真言论》云:"北方黑道,入通于肾,肾开窍于二阴。"因肾主五液,津液盛则大便自调,津液竭则大便燥结,可见大便秘结,虽属大肠传导功能失常,但与脾胃及肾亦有密切关系。

1. 实秘

乳食不节,喂养不当,或过食辛辣厚味香燥之品,或过服热药,致肠胃积热,伤耗津液,津少不能滋润肠道,使大便排出困难;或恣食生冷,阴寒凝滞肠胃,胃肠传导失司,糟粕停留而成;或热病后余邪留恋,燥热内结肠道,津液不足,肠道干涩,传导失常,故大便干结。

2. 虚秘

禀赋不足,或后天失调,或久病脾虚运化无能,气血生化无源,导致气血两亏,气虚则大肠传导无力,而大便艰涩难下,血虚则津少不能滋润肠道,大便排出困难。

【治疗原则】

便秘的治疗以恢复大肠传导功能、保持大便通畅为原则,以温润肠腑,通导大肠为基本法则,实证以祛邪为主,虚证以扶正为先。

【辨证分型】

1. 实秘

临床表现:大便干结,排出困难,烦热口臭,纳食减少,腹部胀满,面赤身热,口干唇燥,小便黄少,苔多厚腻或黄燥,脉弦滑,指纹色紫。

证候分析:肠胃结热,津液耗伤,热结津伤,大便干结,故排便困难,便秘不通;气滞郁结于腹,故腹部胀满,纳食减少;

腑气不通，燥热秽浊熏蒸于上，故口干唇燥，口臭；身热面赤，为阳明里热之候；热移膀胱，小便黄少。余症皆为燥热内结之征象。

治法：清热润肠通便。

处方：分手阴阳，清胃经，清脾经，清大肠，掐揉四横纹，掐揉膊阳池，退六腑，推五经，四步摩腹，拿天枢，推下七节骨。

2. 虚秘

临床表现：排便时间间隔长，便秘不畅，或大便并不硬，但努责乏力难下，面唇㿠白，指爪无华，形瘦气怯，腹中冷痛，喜热恶寒，四肢不温，小便清长，舌淡苔薄，脉虚，指纹淡。

证候分析：素体虚弱，或久病体虚，气虚则大肠传送无力，故大便不硬，但努责乏力难下；血虚津少，不能润滑大肠，故可致便秘不畅；心主血脉，其华在面，其荣在爪，面唇㿠白、无华均为血虚之证；形瘦气怯、腹中冷痛、喜热恶寒、四肢不温为正气虚弱、气阳不足之征；气血互根，气虚健运无权，且不能生化精微，故舌淡脉虚，指纹淡红。

治法：益气养血，润肠通便。

处方：分手阴阳，补脾经，补肾经，推三关，清补大肠，揉膊阳池，揉天枢，顺摩腹，按揉足三里，推下七节骨。

【典型案例】

曹某，女，4岁，1997年7月10日初诊。

主诉：大便排出困难2年余。

现病史：患儿自幼腹泻，至2岁后大便开始变干，甚或数日不能大便，伴经常腹胀、肠鸣，家长曾给服通便药，并食用萝卜、蜂蜜等，均不见效。服中药二十余剂症状改善，停药后症状又出现。家长为求根本治疗，来诊。现症见大便仅头硬，后面成形，患儿不活泼，小便多，纳食一般。

查体：精神一般，面色㿠白，唇干裂，声息低，无特殊气味。腹软不胀，左下腹无明显粪便积块，无压痛，舌质淡红，苔薄白，指纹红。曾做腹部 X 线检查无特殊发现。

中医诊断：便秘（脾虚秘）。

治法：益气健脾。

处方：分手阴阳，补脾经，清大肠，运内八卦，摩中脘，按揉足三里，揉二马。

并教家长捏脊疗法，每日晨起空腹常规捏 3 遍，然后重提脾俞、肾俞、大肠俞，连续两周为一疗程。

两周后复诊：患儿大便每日 1 次，大便形状正常，排便有规律。

按语：患儿因久泻脾虚，脾气虚则无力推动大便下行，按"气虚宜掣引之"的治则，法宜健脾益气。首先以分手阴阳及补脾经、摩中脘为主穴，补脾胃生化之源，"肾为胃关"，因而在治疗时与揉二马、肾俞配合，益心火，生脾土，使心脾气血充盛，大便当得自行。

【预防与调护】

1.注意饮食调理，以清淡饮食为主，多食粗纤维及维生素丰富的食物，适当摄入油脂，少吃辛辣刺激食物。

2.适当增加体力活动，养成按时排便习惯。此外还要积极治疗肛门直肠疾病。

第十五节　鹅口疮

鹅口疮为小儿口腔、舌上满布白屑，状如鹅口，故名。因其色白如雪片，故又称"雪口"。本病一年四季均可发生。本病以婴儿多见，尤以早产儿及久病久泻、体质羸弱的乳儿更为常见。轻者治疗得当，预后良好，若体虚邪盛者，鹅口疮白屑蔓延，阻碍气道，也可影响呼吸，甚至危及生命。

【病因病机】

本病的发病原因，可由先天胎热内留，或口腔不洁，感染秽毒之邪而致。其主要病变在心脾，因舌为心之苗，口为脾之窍，脾脉络于舌，若感受秽毒之邪，循经上炎，则发为口舌白屑之症。

1.心脾积热

因孕妇平时喜食辛热炙煿之品，胎热内蕴，遗患胎儿，或出生后不注意口腔清洁，为秽毒之邪所侵而致。脾脉络于舌，心脾积热，循经上炎，熏灼口舌，故出现鹅口疮。

2.虚火上浮

因患儿先天禀赋不足，或后天乳食调护失宜，或久病久泻之后肾阴亏损，以致阴虚阳亢，水不制火，虚火上浮，白屑积于口舌而发病。

【治疗原则】

本病根据虚实辨证，实者清泻积热，虚者滋阴降火。

【辨证分型】

1.心脾积热

临床表现：口腔、舌面满布白屑，面赤唇红，烦躁不宁，叫扰啼哭，口干或渴，大便秘结，小便短黄，舌质红，脉滑数，指纹紫红。

证候分析：婴儿胎热内盛，或感受秽毒之邪，或久病余热未

221

清，蕴积心脾，热毒循经上，熏灼口舌，故出现白屑堆聚，状如鹅口；心火内炽，故烦躁多啼；火盛伤津，故口干或渴，大便干结；心火移热于小肠，故小便短黄；火热炎上，故面赤唇红，舌质红，脉滑数。

治法：清解心脾积热。

处方：清心经，清补脾经，清板门，揉小天心，掐揉小横纹，掐揉四横纹，揉总筋，清天河水，退六腑，摩腹（泻法），推下七节骨。

2. 虚火上炎

临床表现：口腔、舌面白屑稀疏，周围红晕不著，或口舌糜烂，形体怯弱，面白颧红，神气困乏，口干不渴，大便溏，舌嫩红，脉细，指纹淡红。

证候分析：先天禀赋不足，后天调护失宜，或久病久泻，以致心脾两虚，水不制火，虚火上浮，故面白颧红，口干不渴，或口舌糜烂，白屑稀疏，红晕不著；下元不足，虚火无根，故口舌糜烂，白屑稀疏，口不红，神疲困乏，或大便稀溏，舌嫩红，脉细。

治法：滋补脾肾，引火归原。

处方：补肾经，揉二马，掐揉小横纹，揉肾纹，水底捞明月，清天河水，揉涌泉。

【典型案例】

秦某，男，2岁，2009年6月23日初诊。

主诉：口舌生疮2天。

现病史：2天前发热，体温39℃，自服退热药后体温降至38℃，患儿自述口痛，口内有臭味，时有呕吐，大便两日未行，矢气多且味臭，小便色黄，纳差，眠安。

查体：体温38℃，精神可，面色略黄，舌红，苔白厚腻，舌尖及舌下有小米粒样红点，下牙龈充血，咽红，并有一处绿豆大溃疡。血常规检查正常。

中医诊断：口疮（心脾积热）。

治法：泻心火，清热解毒。

处方：退六腑，清板门，清大肠，清肺经，掐心经，顺摩腹，推下七节骨，按揉肺俞、厥阴俞、心俞、脾俞、胃俞、大肠俞，运内八卦（重掐离，再从离运到乾，多运重运，从坎至巽轻运）。

6月24日复诊：体温降至正常（36.7℃），口痛明显减轻，大便通，质干硬臭，无烦躁，改以运八卦、清胃、掐揉四横纹、推下七节骨为主，按上方继续推拿。

共经4次推拿治疗，口疮痛止，口臭除，大便通，诸症消失。

按语：《诸病源候论》云："手少阴，心之经也，心气通于舌，足太阴，脾之经也，脾气通于口，脏腑热盛，热乘于心脾，气冲于口与舌，故令口舌生疮也。"患儿平素喜肉食，家长投其所好，营养过度，以致内火偏盛，邪热积于心脾，循经上扰，熏灼口舌，治当以清热解毒为主，治疗以运八卦、退六腑、清大肠为主，宣散脏腑郁热，通调一身之气，以全身而调脾胃。

【预防与调护】

1. 预防

（1）孕妇注意个人卫生，患阴道霉菌病者要及时治愈。

（2）注意口腔清洁，婴幼儿奶具要消毒。

（3）避免过烫过硬等刺激性食物，防止损伤口腔黏膜。

（4）注意小儿营养，积极治疗原发病。长期用抗生素和肾上腺皮质激素者，尽可能暂停服用。

2. 调护

（1）母乳喂养时，应用冷开水清洗奶头，喂奶后给服少量温开水，清洁幼儿口腔。

（2）用银花甘草水轻轻擦洗患儿口腔，每日3次。或用2%苏打水清洗。也可用冰硼散、维生素B_2或维生素C外敷。

（3）保持大便通畅。大便干结者，适当食用水果及蜜糖。

（4）注意观察口腔黏膜白屑变化，如发现患儿吞咽或呼吸困难，应立即处理。

第十六节　夜啼

夜啼是指小儿白天能安静入睡，入夜则啼哭不安，间歇发作或持续不已，甚则通宵达旦，或每夜定时啼哭，白天如常。民间俗称"夜哭郎"。持续时间少则数日，多则经月。本病多见于半岁以内的婴儿，以新生儿更为多见。

因急腹症或饥、渴、冷、热、湿、痒等原因引起的夜间啼哭，或有见灯习惯，无灯则哭者，不属"夜啼"。《幼幼集成》指出："凡夜啼见灯即止者，此为点灯习惯，乃为恸哭，实非病也，夜间切勿燃灯，任彼哭喘，二三夜自定。"因此，夜啼有习惯性和病态性的不同，临床必须仔细辨别。

啼哭是新生儿及婴儿的一种生理活动。在表达要求或痛苦，如饥饿、惊恐、尿布潮湿、衣被过冷或过热等时，都可以啼哭。此时，若喂以乳食、安抚亲昵、更换潮湿尿布、调整衣被薄厚啼哭可很快停止，不属病态。

本节主要论述婴儿夜间不明原因的反复啼哭。由于发热或其他疾病引起的啼哭，应当审因论治，不属于本证范围。

【病因病机】

本病以寒、热、惊为主要病因病机。寒则痛而啼，热则烦而啼，惊则神不安而啼。

1.脾寒

脾寒腹痛是导致夜啼的常见病因。脾为后天之本，喜温恶寒。若脾胃失调，脏腑受寒，寒邪潜伏于脾，或患儿素禀虚弱，脾常不足，护理略有失宜，寒邪内侵，至夜阴盛，脾为阴中之阴，阴盛脾寒愈盛，寒邪凝滞，气机不通，故入夜腹痛而啼。

2.心热

小儿五脏特点常表现心肝有余，而脾肾不足。心属阳主火，易生心热，若积热上攻，或乳母平时恣食辛辣肥甘、焦燥炙煿动火之食物，或过服性热之药，火伏热郁，积热上炎，则邪热乘心，而致夜间烦躁而啼。

3.惊恐

心藏神而主惊，小儿神气怯弱，智慧未充，如目触异物、耳闻异声，而突然惊恐，惊则伤神，恐则伤志，使心神不宁，神志不安，而致惊惕心悸，常在梦中惊哭不已。

【治疗原则】

治疗本病需辨别脏腑寒热虚实，并使之调匀，寒者温之，热者寒之。

【辨证分型】

1.脾寒气滞

临床表现：睡喜俯卧，屈腰而啼，啼哭声音低弱，面色青白相兼，在鼻唇周围色青尤甚，四肢欠温，得热则舒，不思乳食，大便溏薄，小便较清，舌淡红，舌苔薄白，脉象沉细，指纹淡红。

证候分析：脾脏喜温而恶寒，脾寒愈盛，寒邪凝滞，故腹痛而啼；寒主收引，故挛缩屈腰，温熨抚摩腹部，脾气得温而暂运，故腹痛稍减，啼哭暂缓；脾阳不足，故啼哭声弱，神怯肢冷；脾脏虚寒，运化失司，故不思乳食，大便溏薄；面色青白，舌淡红，舌苔薄白，脉象沉细，指纹淡红。

治法：温中健脾。

处方：补脾经，揉外劳，揉一窝风，掐揉小天心，掐揉五指节，推三关，摩腹，揉中脘。

2.心热积热

临床表现：睡喜仰卧，哭声较响，见灯火则啼哭愈甚，面赤唇红，烦躁不安，便秘溲赤，舌尖红，舌苔黄，脉数有力，指纹红紫。

证候分析：心主火，热伏于内，扰动神明，故入夜心烦而啼。《保婴撮要·夜啼》云："心属火，见灯火则烦热内生，两阳相搏，故仰身而啼。"邪热炽盛，故哭声响亮；面赤唇红，口中热气，手足暖，大便秘结，苔黄，指纹红紫，脉数有力，均为热象；舌尖红为心经有热；小便短赤为心经有热移于小肠所致。

治法：清心降火。

处方：清心经，清肝经，清小肠，清天河水，掐揉小天心，掐揉五指节，揉内劳宫，揉总筋。

3.惊恐伤神

临床表现：睡中时作惊惕，梦中啼哭，神色恐惧，稍有声响则惊啼不已，唇与面色乍青乍青白，喜抚抱而卧，脉舌多无异常变化，或夜闻脉来急数，指纹青。

证候分析：暴受惊恐，惊则伤神，恐则伤志，故睡时惊惕不安，梦中啼哭，神色恐惧，稍有声响则惊恐不已。《育婴家秘·夜啼》云："惊啼者，常在梦中哭而作惊。"《幼科铁镜》云："为异物所侵，目有所视，口不能言，但睡中惊悸，抱母大哭，面色紫黑。"暴受惊恐，心神不安，心虚胆怯，故唇与面色乍青乍白，喜抚抱而卧，夜间脉来弦数，指纹青。

治法：镇惊安神。

处方：清肝经，清心经，清肺经，补脾经，运内八卦，掐揉小天心，掐揉五指节。

4.乳食积滞

临床表现：夜间阵发啼哭，脘腹胀满拒按，呕吐乳块，大便酸臭，舌苔厚，指纹紫。

证候分析：乳食积滞，内伤脾胃，"胃不和则卧不安"，故夜间阵发啼哭；积滞内停，壅滞肠胃，气机不畅，故脘腹胀满拒按；呕吐乳块、大便酸臭、舌苔厚、指纹紫皆为乳食积滞之象。

治法：消食导滞，健脾和胃。

处方：清补脾经，揉板门，清大肠，运内八卦，摩腹，揉中脘，按揉足三里，掐揉小天心，掐揉五指节。

【典型案例】

田某，女，42天，2008年3月27日初诊。

主诉：夜间惊哭不安20余天。

现病史：自出生20天开始每夜突然大哭，目瞪直视，呈惊恐状，手足抽搐，弯腰屈身，每一小时甚至不到一小时醒一次，醒后必吃，吃后即泻，每日大便10次以上，稀水样便，色黄绿，矢气时每带大便，小便正常，出汗多，已服"多酶片"及中药6剂，症状不减。

查体：精神可，面色略黄，发育正常，囟门平，轻度枕秃，腹胀明显，肛门略红，指纹不显，舌红苔黄厚。

大便常规检查：质稀，色绿，可见少量脂肪滴。

中医诊断：夜啼，腹泻（脾寒）。

西医诊断：消化不良。

治则：镇惊安神，温中健脾。

处方：分手阴阳，揉小天心，补脾经，掐心经，清肝经，运内八卦，摩百会，按揉心俞、肝俞、肾俞，猿猴摘果。

3月28日复诊：经推拿后，患儿安睡5小时后醒一次，换完尿布，吮乳后接着睡，白天大便一次，质略稠。按上方继推拿一次。

4月15日，其母来电话告知患儿一切正常，面部已有血色，精神充沛。

按语：巢元方曰：小儿有躯啼者，在胎时其母伤于风冷，邪气入胞，故儿生后邪仍伏在儿腹内，邪动与正气相搏则腹痛，故儿躯胀气而啼。张涣亦认为：婴儿在胎之时，其母将养一切不如法，及取凉饮冷食过度，冷气入儿肠胃，使胎气不强，致生下羸弱多病，俯仰多啼。

小儿脾常不足，若先天不足，产后又失于调养，致儿腹泻、腹胀而作夜啼。因而在治疗时除以掐心经，清肝经，按揉心俞、肝俞，猿猴摘果等穴，镇惊安神外，再根据脾寒之证施以补脾经、运内八卦等法温运脾阳。

【预防与调护】

1.预防

（1）要注意防寒保暖，但勿使衣被过暖。

（2）孕妇及乳母不可过食寒凉及辛辣热性食物，勿受惊吓。

（3）不要将婴儿抱在怀中睡眠，不通宵开起灯具，养成良好的睡眠习惯。

2.调护

（1）注意保持周围环境安静，检查衣服被褥有无异物，以免刺伤皮肤。

（2）婴儿啼哭不止要注意寻找原因，若能除外饥饿、过饱、闷热、寒冷、虫咬、尿布潮湿、衣被刺激等，则要进一步做系统检查，以尽早明确诊断。

第十七节　惊风

惊风也叫"惊厥"，俗称"抽风"，是一个症状，可发生在多种疾病之中。多发生于5岁以下的婴幼儿。年龄越小，发病率越高。一年四季均可发生，其病势突然、凶险、变化迅速，往往威胁小儿生命，为儿科危重急症之一。临床抽搐时的主要表现，可归纳为八种，即搐、搦、掣、反、引、窜、视、颤，古人称为惊风八候。

惊风可由多种原因引起，但以外感时邪、内蕴痰热以及大病久病之后脾虚肝旺、肝肾阴亏为主要病因。依其病变性质不同、病势的急缓、病性的虚实，而将惊风分为急惊风和慢惊风两大类。凡起病急暴、属阳属实者称为急惊风。凡病久中虚、属阴属虚者为慢惊风。惊风中若出现纯阴无阳的危重证候，称为慢脾风。西医学称惊风为小儿惊厥。

现代医学认为，惊风是由很多种原因引起的中枢神经系统功能性或器质性异常的紧急症状。

I 急惊风

急惊风痰、热、惊、风四证具备，临床以高热、抽风、神昏为主要表现，多由外感时邪、内蕴湿热和暴受惊恐而引发。

【病因病机】

小儿脏腑娇嫩，真阴不足，形气未充，又为纯阳之体，感邪之后，极易化热，热盛则生风，热极化火，火盛生痰，痰盛发惊。《厘正按摩要术》曰："惊风者，惊生于心，风生于肝。小儿热盛生风，风盛生痰，痰盛生惊。"可见惊吓、食滞、风、热、火、痰是惊风最常见的发病原因和病机变化。其病变主要在心肝二脏。《幼科发挥》云："肝主风，木也，飘骤急疾，莫甚于风。心主惊，火也，暴烈飞扬，莫甚于火。木火阳也，故病在于心肝者，谓之急而属阳。"故"急惊风者，肝风甚而心火从之"。

1. 感受时邪

小儿肌肤薄弱，腠理不密，极易感受四时六淫之邪气，由表入里，郁而迅速化热化火，引动肝风，风火相扇，煎熬津液，凝结为痰，壅闭清窍，发为惊风。故其主要的病机变化为热、风、闭，从而出现高热、抽搐、神昏。

2. 暴受惊恐

《小儿药证直诀》曰："因闻大声或惊而发搐。"小儿形气未充，神气怯弱，突闻异声，乍见异物，不慎跌仆，暴受惊恐，惊则伤神，恐则伤志，而致其神志不宁，精神失守，引起惊惕不安，抽搐惊厥。

3. 乳食积滞

小儿脏腑娇嫩，脾常不足。由于饮食不节，或误食污物，郁结肠胃，脾失运化，湿热内蕴，壅滞气机，肝失疏泄，气有余便是火，痰火湿浊蒙蔽清窍，引动肝风。

【治疗原则】

应注重辨证结合辨病，在息风镇惊的同时积极治疗原发病，标本并治。

【辨证分型】

1.感受时邪

临床表现：高热烦躁，面赤口渴，头痛项强，咽红呕恶，神昏谵妄，惊厥抽搐，舌红苔黄，脉数。

证候分析：小儿系纯阳之体，感邪之后化热化火，热陷心包，引动肝风，故惊厥抽搐。

治法：清热疏邪，开窍醒脑，镇惊息风。

处方：掐人中、十王、老龙、端正、天庭、印堂、眉弓、精宁、威灵，揉太阳，捣小天心，清心经，清肝经，清肺经，退六腑，清天河水，推下天柱骨，推脊，拿风池、肩井、曲池、合骨、委中、承山、仆参、昆仑。

2.惊恐惊风

临床表现：小儿神气怯懦，面时青时赤，肢冷，惊慌惊惧，睡眠不宁，时有啼哭，手足抽搐，不发热或轻微发热，舌淡，脉细弱。

证候分析：小儿神怯胆虚，最易受惊受吓。心气受损，则真火不安本位，上越于面，故面赤；肝主筋脉，其色青，故面色泛青；惊则气乱，故惊慌恐惧，手足抽搐。

治法：镇惊安神。

处方：揉百会、神门，捣小天心，掐十王、老龙、精宁、威灵，拿肩井、曲池、合谷、委中、承山、昆仑，揉足三里，兼补脾土。

3.乳食积滞

临床表现：纳呆呕吐，腹满腹痛，神疲体倦，面青，喉间痰鸣，惊厥抽搐，便闭，苔腻，脉滑。

证候分析：饮食不节，或误食毒邪之物，郁结肠胃，则呕吐；湿热内阻，则腹胀、腹痛；食积壅塞不消，气机郁滞，气郁化火，火热浊邪蒙蔽心包，引动肝风，则可见面青、惊厥抽搐。

治法：消导积滞，醒神开窍。

处方：掐十王，掐精宁、威灵，清脾经，清大肠，运内八卦，清胃经，揉中脘，摩腹，按弦走搓摩，推下七节骨。

【典型案例】

龚某，女，4岁，1993年8月4日初诊。

主诉：惊惧、夜间不宁5天。

现病史：5天前不小心跌入粪池中，拉出来即用凉水冲洗后回家，当夜发热，体温38.7℃，面色时红时青，四肢厥冷，时有抽搐，惊慌尖叫，睡眠不宁。曾于山东医科大学附属医院及本院儿科诊治，热退，但其他症状不减，经本院职工介绍来本科。

查体：患儿精神差，神气弱，山根青，面色青黄，舌红，苔薄白，指纹青至风关。声音低弱，无异味。体温37.2℃。

中医诊断：惊风。

治法：镇惊安神。

处方：分手阴阳，揉小天心，掐心经，清心经，运八卦，按揉百会、大椎、印堂，开天门，推坎宫，运太阳，揉耳后高骨。

次日复诊，夜眠安，神清气爽，精神活动如常，按上方继续治疗1次后，痊愈。

按语：小儿幼稚识浅，神气未定，暴受惊恐，惊则气乱，恐则气下，以致气机逆乱，伤神失志。该患儿猝受惊吓，复感寒邪，内外交困，遂成惊风，出现惊哭、噩梦、发热、痉厥、抽搐等症。因此治当镇惊安神，以揉小天心、掐心经、运八卦安神养心，用四大手法配摩百会开窍醒神。

【预防与调护】

1. 预防

（1）加强体育锻炼，增强体质，减少疾病。

（2）避免时邪感染，注意饮食卫生，不吃腐败变质食物，避免跌仆惊骇。

（3）按时免疫接种，预防传染病。

（4）有高热惊厥史的患儿在发热初期及时给予解热降温药物，必要时加抗惊厥药物。

（5）对于暑温、疫毒痢的患儿，要积极治疗原发病，防治惊厥反复发作。

2. 调护

（1）抽搐发作时，切勿强制压按，以防骨折。应将患儿平放，头侧向一边，并用纱布包裹压舌板，放于上下牙之间，以防咬伤舌体。正在惊厥时不宜做详细的检查，以免增强患儿的负担。

（2）发作时不要惊慌，保持呼吸道畅通，痰涎壅盛者随时吸痰，同时注意给氧。保持室内安静，避免过度刺激。

（3）不要过分溺爱孩子，也不要训斥孩子。平时避免情绪突变，养成良好的生活习惯。

（4）随时观察患儿面色、呼吸及脉搏变化，防止突然变化。

Ⅱ 慢惊风

【病因病机】

慢惊风多因大病久病之后，或大吐大泻，或急惊风久治不愈，致使气血亏虚，脾胃受损，水谷精微不能化生气血，津液亏损，肝血不足，筋脉失去濡养，甚则肾阴肾阳衰败，导致危重之慢惊风。《小儿药证直诀》曰："小儿慢惊，因病后或吐泻，或药饵伤损脾胃……此脾虚生风无阳之证也。"《景岳全书》曰："小儿慢惊之病……总属脾肾虚寒之证。"《温病条辨》曰："病久而痉者，非伤脾阳，肝木来乘，即伤胃肝阴，肝风鸱张，一虚寒，一虚热，为难治也。"故慢惊风与脾、肝、肾三脏有密切关系。

1.脾阳虚弱

由于大病久病、大吐大泻或惊风经治不愈，损伤脾阳，健运失司，土虚木贼，肝旺生风。

2.脾肾阳衰

久病失调，脾胃久伤，损及肾阳，阴寒内盛，又不能温养脾土，脾阳更亏，肝木来乘，虚风内动。

3.肝肾阴亏

急惊风或温热病后，迁延不愈，耗伤阴液，肾阴亏虚，不能滋养肝木，肝血不足，筋失濡养，阴虚风动。

总之，慢惊风患儿体质多羸弱，素有脾胃虚弱和脾肾阳虚，而致脾虚肝亢或虚极生风。此外也有急惊风后，祛邪未尽而致肝肾阴虚，虚风内动。病位在肝、脾、肾，性质以虚为主，也可见虚中夹实证。

【治疗原则】

治疗以补虚治本为主，兼以镇惊祛风。

【辨证分型】

1. 脾肾阳虚

临床表现：面色㿠白或萎黄，形瘦肢冷，神倦懒动，睡时露睛，惊惕不安，四肢抽搐或蠕动，溲清便稀，舌淡，苔白滑，脉弱。

证候分析：脾失健运，营养失调，故面色㿠白或萎黄，形瘦；脾阳不振，故四肢不温；脾虚木乘土，故四肢抽搐；余症皆脾肾阳虚之征。

治法：健脾温肾，壮阳安神。

处方：揉百会，补脾经，补肾经，推上三关，揉外劳宫，揉足三里，揉脾俞、肾俞，捏脊，揉丹田、关元、气海，揉小天心，掐精宁、威灵、十王。

2. 肝肾阴亏

临床表现：虚烦倦怠，面色潮红，形体消瘦，手足心热，盗汗，肢体拘挛或强直，抽搐，溲赤便干，舌红而干，无苔，脉细数。

证候分析：久热耗伤阴液，肾阴亏损，不能涵木，虚风内动，故虚烦倦怠，形体消瘦，手足心热；肝血不足，筋失濡养，肢体拘挛、强直或抽搐。

治法：育阴潜阳，养肝息风。

处方：补肾经，揉二马，补脾经，清天河水，揉肾俞、脾俞，捏脊，揉足三里、涌泉，拿肩井，揉小天心，掐十王、精宁、威灵，揉委中、承山。

【典型案例】

刘某，女，2岁9个月，2015年3月1日初诊。

主诉：惊厥反复发作1年余。

现病史：患儿起初因高热而致四肢抽搐，之后每次发热39℃以上，即出现惊厥。近半年来在没有发热的情况下两次发作四肢抽搐、双目上视、牙关紧咬，口不吐沫，无异样发声。西医认为因反复惊厥可能形成癫痫灶，已做脑MR及CT检查，等待做24小时脑电图。在等待期间要求做推拿治疗。患儿行走及语言较同龄儿童稍迟，平素纳少，不喜饮，大便偏干，1~2天一次，可自己排便，小便色黄频数，每10~15分钟小便一次，一般小便十来滴，偶尔尿量多点，夜眠不安，每夜3点左右会突然惊醒，并指向窗户，有时口中念"怕"。其母问其怕什么，患儿回答怕爷爷、奶奶，母亲给予抚摸安慰后可再入睡，每天7点左右起床。母亲孕期无明显异常，系足月顺产。

查体：精神好，面色黄，舌淡红，苔薄黄，腹软不胀。

中医诊断：慢惊风。

西医诊断：癫痫待排。

治法：去菀生新，温升乙木。

处方：分手阴阳，清胃经，清大肠，清肝经，揉总筋，捣小天心，补脾经，清肺经，补肾经，摩气海、关元，揉肺俞、心俞、厥阴俞、肝俞，推下七节骨。

3月11日复诊：经过10次治疗，目前精神好，纳虽少但可主动，小便30~40分钟一次，量多色清。前天睡眠不安，半夜惊醒，口中喊怕。昨夜睡眠安，最近精神活泼，面色两颊淡红，舌淡红，苔薄黄。前方加运水入土，补肾经。

按语：黄元御在《四圣心源》中说："《子华子》：阴阳交，则生湿。湿者，水火之中气，上湿则化火而为热，下湿则化水而为寒。然上亦有湿寒，下亦有湿热，湿旺气郁，津液不行。火盛者熏蒸而生热痰，火衰者泛滥生寒饮，此湿寒之在上者。湿旺水郁，膀胱不利。火衰者，流溢而为白淫，火盛者，梗塞而为赤浊，此湿热之在下者。便黄者，土色之下传，便赤者，木气之下陷。缘相火在水，一线阳根，温升而化乙木。木中温气，生火之母，升则上达而化火，陷则下郁而生热。木气不达，侵逼土位，以其郁热传于己土，己土受之，于是浸淫于膀胱。五行之性，病则传其所胜，其势然也。肝虚而肺邪乘肝，魂处不安，故夜间呓语，故补肝心兼去贼，贼去肝自安，泄肺以补肝。"

依据以上论述，本患儿病机在于肝木不升，虚风内动而发抽搐，魂无所处而夜不安寝。肝木下郁生热，传脾而浸淫膀胱，膀胱为州都之官，遇热则小便梗塞赤浊。故治疗应去莸陈莝以洁膀胱净府，疏肝运脾以助木升之势。

【预防与调护】

1.预防

（1）加强体育锻炼，增强体质，提高抗病能力。

（2）注意饮食卫生，避免食入不洁食物。

（3）积极治疗原发病，尤其要防止急惊风反复发作。

2.调护

（1）抽搐发作时切勿强行牵拉，以防伤及筋骨。

（2）保持呼吸道通畅，痰涎壅盛者随时吸痰，同时注意给氧。

（3）抽搐时要禁食，止搐后以流质素食为主，不会吞咽者给予鼻饲，病情好转后给予高营养、易消化的食物。

（4）对于长期卧床的患儿助其经常改变体位，勤擦澡，多按摩，防止发生褥疮。

第十八节　暑热症

暑热症，又称夏季热，是婴幼儿时期的一种常见季节性疾病。其病主要发生在盛夏时节，临床以长期发热、口渴多饮、多尿、汗闭为特征。本病多见于6个月至3岁的婴幼儿，5岁以上者少见。我国南方如华东、中南、西南等气候炎热地区发病者较多集中在6、7、8三个月。体温可高达38~40℃，一般午后较高，清晨较低。体温与气候有密切关系，天气愈热，体温愈高，天气转凉，体温亦随之下降。病程可长达两三个月，甚至更长，但在秋凉后症状能自行消退，在发病期如无其他兼证，一般预后良好。近年来随着生活和居住条件的改善，本病发病率有所下降，发病程度也有减轻趋势，不典型病例增加。

【病因病机】

本病的发生与小儿平素体弱、表卫不固、暑邪乘虚而入有关。婴幼儿为稚阴稚阳之体，阴气未充，阳气未盛，卫气不固，小儿冒受暑气，蕴于肺胃，伤津伤气，故致肺胃气阴两伤。若素体脾肾虚弱，外为暑气熏蒸，内则真阳不足，则易出现热淫于上，阳虚于下的上盛下虚证。

本病虽发生于夏季，但因小儿体质不耐炎暑而发，并非感受暑邪，婴儿无暑邪入营入血之传变变化，至秋凉后可自愈。随着患儿年龄增长，体质增强，至次年夏季可不再发病，即使连续数年发病者，也有逐年减轻、逐渐向愈的趋势。

【治疗原则】

本病治疗应以清暑泄热、益气生津为原则。清暑泄热，着重于清脾胃，泄内热；益气生津，着重于助中气，养脾胃。

【辨证分型】

1.初期

临床表现：畏寒，发热，无汗，头痛，并伴见鼻塞流涕、咳嗽、喉痒、咽喉红肿疼痛等，口渴尿多，苔薄白，脉浮数。

证候分析：小儿冒受暑气，初期邪在卫表，卫气失宣，故发热、无汗、头痛；邪客于肺，肺失宣肃，则见鼻塞流涕、咳嗽；咽为肺胃之门户，暑热上乘咽喉，故见咽喉肿痛；暑气灼伤肺胃之津，故口渴；因暑邪易伤气，气虚，气不化水，则出现尿多等。

治法：清暑解表。

处方：开天门，推坎宫，揉太阳，清肺经，退六腑，掐揉少商，清板门。

2.中期

临床表现：高热，发热持续不退，热势午后升高，气候越热，发热越高，口渴引饮，皮肤干燥灼热，无汗或少汗，小便频而清长，烦躁不安，口唇干燥，舌质红，苔薄黄，脉浮数。

证候分析：由于患儿禀赋不足，冒受暑气，暑气熏蒸，蕴于肺胃，灼伤阴津，故长期发热，口渴引饮，烦躁不安；患儿不耐暑邪，故气候愈热则发热愈高；肺津伤则化源不足，水液无以输布，故肌肤灼热，无汗或少汗；肺虚不能化水，故现尿多而清长；口唇干燥，舌质红，均为肺胃阴津被灼之象；舌苔薄黄，脉数，亦为暑气所伤之证。

治法：清暑益气，养阴生津。

处方：清天河水，清胃经，消肺经，揉二马，水底捞明月，补脾经，推三关。

3.后期

临床表现：精神萎靡，或虚烦不安，面色苍白，下肢不温，食欲不振，小便清长，频数无度，大便稀薄，身热不退，朝盛暮衰，口渴多饮，舌淡苔黄，脉细数无力。

证候分析：本证多见于患儿体禀虚弱，或久病缠绵的后期，虚实并见，虚多于实。证属脾肾两虚，气阳不足，命火衰微，不能温煦脾土，故而色苍白，精神萎靡，食欲减退，大便稀溏，下肢不温，小便澄清；但本病究属暑气之患，阴液亏耗，心火易旺，水火不济，则易浮越，故见身热不退，朝盛暮衰，虚烦不宁诸症。

治法：健脾补肾，清心泻火。

处方：补脾经，清心经，补肾经，揉小天心，摩腹，捏脊，推上三关，揉涌泉。

【典型案例】

王某，女，4岁，本院职工之子，1995年7月28日就诊。

主诉：患儿发热半月余。

现病史：半月来患儿体温常在38~40℃，伴有精神不振，少气无力，口渴多尿，少汗纳差，大便溏薄，每日1次。曾在本院儿科检查无重要发现，经输液、服中药等治疗，热仍不退，要求推拿治疗。去年也曾发热半月余。

查体：患儿精神萎靡，面色㿠白，声低息弱，咽红，扁桃体I°肿大，肌肤少汗干热，体温38.7℃，无明显压痛点，舌质淡红，苔薄，指纹红，至气关。

诊断：暑热症（气阴两伤）。

治法：清热养阴益气。

处方：分手阴阳，清天河水，揉二马，推脊，补脾经，运内八卦，补肾经，推涌泉。

7月29日复诊：仍发热，体温38.5℃左右，下半夜低些，但精神明显好转，主动要求进食。

7月30日复诊：食欲增进，面色好转，体温37.8℃。

经4次治疗，发热退，大便正常，纳食增。

按语：患者儿高热月余，心烦，口渴喜饮，自汗频频，恶心呕吐不止，睡眠不安，此为暑热所伤。暑为阳邪，性与火同，暑邪伤心，故壮热心烦；暑热郁蒸，故汗自出；暑热伤津，故渴欲饮；暑热伤气，脾气不足，运化失常，故便溏；因久病耗气，故少气乏力。因此治宜清热利湿。以清天河水配推涌泉清热解毒；推指三关配清板门益气养胃；以推天柱骨、运内八卦降逆止呕。

【预防与调护】

1. 预防

（1）改善居住条件，注意通风，保持凉爽，有条件者室内安装空调，或易地避暑。

（2）加强体格锻炼，防止各种疾病，如泄泻、疳证、肺炎麻疹等。已病者病后要注意调理，及时恢复健康。

2. 调护

（1）采用空调、冰块等降低病室温度，使之保持在26~29℃为宜。

（2）热病渐愈或热邪已去，更宜注意饮食调养。饮食要适宜，病热退后不宜吃肉，少喝白开水。

（3）宜吃热粥以助汗，宜食清凉之品，如西瓜、冬瓜、绿豆、白木耳、百合之类食品，不宜食辛温之物。

第十九节　顿咳

顿咳现代医学称为百日咳，是小儿时期常见的一种急性呼吸道传染病，由百日咳嗜血杆菌引起，临床以阵发性痉挛性咳嗽和痉咳末伴有较长的鸡鸣样吸气性吼声为特征。中医学根据其咳嗽特征称之为"顿嗽""顿呛"，又因其具有传染性，又称为"疫咳""天哮咳"。本病四季都可发生，冬春季节尤多。因为小儿肺常不足，易于感受百日咳时邪，以5岁以下的小儿最易发病，年龄越小，病情越重。10岁以上儿童较少发病。本病病程较长，如不及时治疗，可持续2~3个月以上。

【病因病机】

本病病因为感受百日咳时邪所致。百日咳时邪侵入肺系，夹痰交结气道，导致肺失肃降，肺气上逆，为其主要病因病机。百日咳，病变脏腑以肺为主，初犯肺卫，继则由肺而影响肝、胃、大肠、膀胱，重者可内陷心肝。

小儿肺脏娇嫩，时行疠气从口鼻而入，邪伤肺卫，外则卫气郁闭，内则肺气受伤，若与伏痰搏结，阻遏气道，肺失清肃，而致肺气上逆为患。故初起可见肺卫表证，继而痉咳阵作，甚至数十声不已，必待痰涎咳出，气机得畅，咳嗽方可暂缓。

痉咳发作时，由于气机失调，除肺气受损外，常常影响他脏。犯胃则胃失通降，而见呕吐乳食；肾与膀胱、肺与大肠相表里，故咳剧则二便失禁；若引动心、肝之火，则衄血、咳血等；若痰热壅盛，闭阻于肺，则可见发热喘促；若痰热蒙闭心包，扰动肝风，则又可见昏迷、抽搐之变证。

【治疗原则】

本病的主要病机为痰气交阻，肺气上逆，故其治法重在涤痰清火，泻肺降逆。初咳期以疏风宣肺为主法，痉咳期以涤痰降气、泻肺清热为主法，恢复期以养阴润肺、益气健脾为主法。

【辨证分型】

1.初咳期（邪犯肺卫）

临床表现：可见咳嗽、发热、流涕、喷嚏等感冒症状。两三天后咳嗽症状加重，痰稀白，量不多，或痰不易咳出，咳声不畅，咳嗽以夜间为重，但尚未出现阵发性痉咳，舌苔薄白，指纹红。

证候分析：肺开窍于鼻，疫毒之邪由口鼻而入，故病初起见咳嗽发热、喷嚏流涕等症。肺失宣肃，引动伏痰，因而两三天后咳嗽逐渐加剧。若时行疫邪夹有风寒者，则痰呈稀白，苔薄白。体实患儿则可出现痰液黏稠等偏热证。

治法：疏风宣肺，理气化痰。

处方：推攒竹，推坎宫，揉二扇门，清板门，清肺经，揉掌小横纹，运内八卦，推揉膻中，推天柱骨。

2.痉咳期（痰火阻肺）

临床表现：痉咳期一般从发病的第二周开始，病程长短不一。症证见咳嗽阵作，日轻夜重，咳时连声不已，咳至尾声时，伴有深吸气样鸡鸣声，并吐出痰涎或食物后，痉咳方可暂止，不久又复发作，同时伴见涕泪俱作、弯腰屈背、胸胁疼痛、头额出汗、眼胞浮肿甚则面红耳赤，或出现鼻衄，或痰中带血。舌质偏红，舌苔黄腻，脉滑数，指纹紫红而滑。

证候分析：此期证候皆因邪郁化火，热灼肺津，伏痰与邪热互结，阻塞气道，肺气不利而致痉咳连连，必待痰涎咳出而后已；胃肝之气随之上逆，故见呕吐胁痛，头额汗出，眼胞浮而涕泪俱作，咳甚气逆伤络；热亢于上则见面红目赤，或鼻衄、痰中带血之症；舌苔黄腻等皆为痰热之象。

婴幼儿时期由于无力咳嗽，易致痰闭气道，呼吸不利，而出现窒息，甚则痰动风生，而出现惊风抽搐危象。

治法：清热化痰，平肝和胃。

处方：清天河水，清板门，清胃经，清肝经，清肺经，揉小天心，运内八卦，揉掌小横纹，揉肾纹，开璇玑，按弦走搓摩，按揉肺俞、肾俞。

3.恢复期（气阴耗伤）

临床表现：顿咳症状缓解，发作次数减少，程度减轻，咳而无力，神祛气弱，困倦乏力，纳少而烦，舌质淡红，苔少或光剥无苔，脉细数，指纹淡滞。

证候分析：顿咳后期邪衰正虚，肺气虚弱，阴津受损，故咳而无力；肺阴耗损，故苔少花剥；脾气受损，故神祛气弱，困倦乏力，纳少。

治法：补肺健脾，益气育阴。

处方：分手阴阳，补脾经，清补肺经，补肾经，揉二马，推三关，摩中脘，膻中推至中脘，推脊，揉涌泉。

【预防与调护】

1.预防

（1）按时接种白百破三联疫苗。

（2）易感儿在疾病流行期间，避免去公共场所。

（3）发现百日咳，患者要及时隔离4~7周。

（4）与百日咳病儿有接触史的易感儿，应观察3周，并服中药预防，如鱼腥草和鹅不食草任选一种，15~20g，水煎，每日一剂，连服5天。

2. 调护

（1）居室空气清新，但又要防止受凉，避免接触烟尘异味等。

（2）注意休息，保证充足睡眠，保持心情舒畅，防止精神刺激、情绪波动。

（3）饮食富营养、易消化，避免煎炸、辛辣、酸咸等刺激性食物。宜少食多餐，防止剧咳时呕吐。幼小患儿要注意防止呕吐物呛入气管，避免引起窒息。

第二十节　痄腮

痄腮是由风温邪毒引起的急性传染病。以发热、耳下腮部漫肿疼痛为主要临床特征。西医称为流行性腮腺炎。本病一年四季都有发生，冬春易于流行。一般预后良好，多发于3岁以上儿童，2岁以下婴幼儿少见。年长儿童可并发睾丸肿痛等症。病情严重者偶见昏迷、惊厥。流行性腮腺炎是由腮腺炎病毒引起的，患病后可获终身免疫。流行性腮腺炎，潜伏期为14~21天，在腮腺肿大前6天至肿后9天，从唾液腺中可分离出腮腺炎病毒。故本病传染期为自腮腺肿大前24小时至消肿后3天。

【病因病机】

痄腮病因为外感风温，邪毒从口鼻而入，壅阻少阳经脉，郁而不散，结于腮部。足少阳之脉起于目外眦，上行至头角，下耳后，绕耳而行。邪入少阳，经脉壅滞，气血流行受阻，故耳下腮颊漫肿而有痛感；少阳与厥阴互为表里，病变相互传变，足厥阴之脉循少腹，络阴器，若感受邪重，较大儿童可并发少腹痛，睾丸肿痛；若温邪炽盛，热极生风，内窜心肝，扰乱神明，则可出现高热、昏迷、惊厥等变证。

【治疗原则】

本病治疗重在清热解毒，兼以软坚散结。

【辨证分型】

1.风热轻证

临床表现：轻微发热恶寒，一侧或双侧耳下腮部漫肿疼痛，咀嚼不便，或有咽红，舌质红，舌苔薄白或淡黄，脉浮数，指纹紫红。

证候分析：此病邪在表，正邪抗争，故有发热、恶寒、咽红、苔薄、脉浮数等症；邪蕴少阳、阳明之经，腮颊乃少阳、阳明之经络循行之处，故腮肿疼痛，咀嚼困难。

治法：疏风清热，消肿散结。

处方：清天河水，清板门，分手阴阳，揉牙关，揉翳风，清肺经，拿风池，揉耳后高骨。

2.风热重证

临床表现：憎寒壮热，头痛，口干，腮部漫肿，胀痛拒按，咽红肿痛，苔黄，舌红，脉滑数。

证候分析：热邪入里，毒热亢盛，故壮热烦躁，舌红，苔黄，脉数；热邪伤津，故口渴欲饮；热蒸阳明之经、少阳之络，故头痛，腮肿胀痛。

治法：清热解毒，软坚散结。

处方：退六腑，清天河水，清胃经，补肾水，揉二马，水底捞明月，揉大椎，推脊，推涌泉。

【典型案例】

张某，女，8岁，2012年7月26日初诊。

主诉：发热2天。

现病史：患者自诉头痛，热势不高，体温37.6℃，右耳后有疼痛感，不敢吞咽食物，用力张嘴时疼痛加重，耳垂下方有弥漫性肿大，最近学校内有流行性腮腺炎患者。

查体：精神状态可，舌红，苔薄黄，咽不红，脉浮数。

诊断：痄腮。

治法：疏风清热，消肿散结。

处方：清天河水，清板门，清胃经，清肺经，掐揉四横纹、小横纹，揉翳风，拿风池，推涌泉。6天为一疗程，每日1次。

7月31日复诊：耳垂下方肿胀部位减小，患儿疼痛减轻，可张口吃饭。

为进一步治疗，次日巩固推拿一次，嘱其回家后仍清淡饮食，注意休息。

按语：本病因为感受腮腺炎时邪，患儿在校期间和患者接触过多而患病，热蒸阳明之经、少阳之络，故头痛、腮肿胀痛。清天河水、清肺经、拿风池可疏风清热解表；清板门，掐揉四横纹、小横纹凉膈清热；揉翳风舒筋活络，消肿散结；推涌泉引热下行，釜底抽薪。

【预防与调护】

1.预防

（1）流行性腮腺炎流行期间，易感儿应少去公共场所。幼儿园及中小学校等集体单位要经常体格检查。有接触史的可疑患儿，要进行隔离观察，并用板蓝根15~30g，煎汤口服，每日1次，连服3~5天。

（2）未曾患过本病的儿童，可给予免疫球蛋白注射。

（3）生后14个月可给予减毒腮腺炎活疫苗接种。

2.调护

（1）发病期间应隔离治疗，直至腮部肿胀完全消退后3天。患儿的衣被用具等物品均应煮沸消毒。居室用食醋加水熏蒸，每次30分钟，每日1次，进行空气消毒。

（2）患儿应卧床休息，直至热退。并发睾丸炎者适当延长卧床休息时间。

（3）给易消化、清淡、流质饮食或软食为宜。禁吃酸、硬、辣等刺激性食物。每餐后用生理盐水或4%硼酸溶液漱口，以保持口腔清洁。

（4）高热、头痛、嗜睡、呕吐者密切观察病情，及时给予必要的处置；睾丸肿大痛甚者，局部可给予冷湿敷，并用纱布做成吊带，将肿胀的阴囊托起。

第二十一节　手足口病

手足口病是由肠道病毒引起的传染病，引发手足口病的肠道病毒主要是柯萨奇病毒A16型和肠道病毒71型，多发生于5岁以下的儿童，表现口痛、厌食、低热，手、足、口腔等部位出现小疱疹或小溃疡，多数患儿1周左右可自愈，少数患者可引起心肌炎等并发症，个别重症患儿病情发展快，可导致死亡。

【病因病机】

引起本病的病因为感受手足口病时邪，其病变部位在肺脾。

时行疫毒从口鼻而入，侵犯肺脾，肺开窍于鼻，脾开窍于口，邪毒初犯，肺气失宣，脾失健运，则见发热、咳嗽、恶心、呕吐、泄泻等。邪毒蕴郁，气化失司，水湿内停，与毒相搏，外透肌表，则为疱疹。感邪轻者，疱疹仅发于手足皮肤及口腔，疱疹少，全身症状轻；感邪重者，疱疹可遍及四肢、臀部，且分布稠密，全身症状重。此外也有因邪毒犯心、气阴耗损甚至阴损及阳危及生命者。

【治疗原则】

本病治疗应以清热祛湿解毒为原则，前期清泻热邪，后期益气养阴，扶助正气。

【辨证分型】

1.邪犯肺脾

临床表现：发热轻微或无发热，可伴有流涕、咳嗽、恶心呕吐、纳差、泄泻，1~2天出现或同时出现口腔黏膜的散在疱疹，咽红，流涎，不欲饮食，随病情进展手、足和臀部均出现斑丘疹、疱疹，分布稀疏，神情倦怠，舌淡红或红，苔腻，脉数，指纹红紫。

证候分析：本证为手足口病轻症，除口腔、手足、臀部疱疹外，全身症状不明显。肺气失宣，则发热、流涕、咳嗽，脾运失职则纳差、流涎、呕吐、腹泻。

治法：宣肺解表，清热化湿。

处方：清板门，清大肠，掐揉少商、四横纹，平肝经，清肺经，清天河水，循肺经（重列缺、曲池），推揉咽周淋巴环，重按风门、肺俞。

2.湿热郁蒸

临床表现：高热，口腔溃疡，烦躁口渴，手、足、口部及四肢、臀部疱疹，痛痒剧烈，疱疹色暗，分布稠密，疱液混浊，精神委顿，大便秘结，小便短赤，舌红或绛，少津，苔黄腻，脉细数，指纹紫暗。

证候分析：本证为手足口病之重症，多见于年幼儿及感邪较重者，全身症状显著。湿热郁蒸，高热烦躁，疱疹稠密，痒痛剧烈。舌红苔黄腻，为湿热内蕴之象。

治法：清气凉营，解毒化湿。

处方：清板门，清大肠，平肝经，清肺经，退六腑，水底捞明月，掐心经，推下七节骨，四大手法。

【典型案例】

张某，男，3岁4个月，2016年6月23日初诊。

主诉：发热3天，手足皮疹1天。

现病史：患儿体温38℃，最高39.5℃，无高热惊厥史，饮食欠佳，无头痛、呕吐，无易惊、肢体抖动等。患儿所在幼儿园近期有类似病例。手足部可见少量红色丘疱疹，臀部亦发现类似皮疹，大便调，小便黄，眠安。

查体：精神稍弱，面红，舌红，苔黄腻，脉数，指纹红紫，口腔内可见多个小溃疡。

血常规检查：白细胞6.7×10^9/L，中性粒细胞45%。

诊断：手足口病。

治法：宣肺解表，清热化湿。

处方：清板门，清大肠，掐揉四横纹、小横纹，平肝经，清肺经，清天河水，退六腑，掐揉少商、鱼际、曲池，推摩咽周淋巴环，重按风门、肺俞。3天为一疗程，每日1次。

6月26日复诊：咽部疱疹消失，手、足、臀部疱疹结痂，部分疱疹已消失，纳食恢复。

按语：手足口病时邪可通过空气和接触传播，其主要病位在肺脾。小儿肺脏娇嫩，不耐邪扰，脾常不足，易受损伤，易感染病毒发病。清板门、清大肠、平肝经、清肺经、清热解毒，利咽透疹；掐揉四横纹、小横纹清中焦积热；清天河水、退六腑清脏腑之热毒；掐揉少商、鱼际、曲池，推摩咽周淋巴环，重按风门、肺俞，疏风解表，清咽利喉，消散郁结。

【预防与调护】

1. 预防

（1）在疾病的高发季节，尽量不要带孩子去人群密集且通风较差的公共场所。

（2）注意个人卫生，饭前便后要洗手。避免孩子过于劳累而使孩子抵抗力下降。

2. 调护

（1）患病期间注意清淡饮食，多饮水，进食前后应多漱口，减轻食物对口腔的刺激。

（2）注意保持皮肤清洁，预防抓挠溃破后感染。

（3）密切观察患儿情况，如果出现高热不退、精神萎靡、乏力、出冷汗等症状，应及早送医就诊。

第二十二节　麻疹

麻疹是由麻疹病毒夹时邪引起的出疹性急性传染病。临床表现为发热，咳嗽，鼻塞流涕，泪水汪汪，畏光羞明，口腔两颊近臼齿处可见麻疹黏膜斑，周身皮肤按序布发麻粒样大小的红色斑丘疹，皮疹消退时皮肤有糠麸样脱屑和色素沉着斑。我国南方地区称本病为痧、痧疹，北方地区称为疹子。本病一年四季皆可发生，尤以冬末春初为多见，传染性很强，好发于6个月至5岁小儿，病愈后可获终身免疫。本病如精心护理、治疗恰当，无并发症，预后一般良好；但对年龄小、体质弱、护理失宜者，可产生其他并发症，预后较差。因此麻疹的护理特别重要。

麻疹在古代被列为儿科四大要证之一，严重危害小儿身体健康。近年来临床非典型麻疹病例增多。表现为症状较轻，病程较短，重症、逆症少见，且发病大多有年龄向后推移的现象。另外在未进行过麻疹疫苗预防接种又未患过麻疹者，其典型病例亦有时可见，值得注意。

【病因病机】

本病主要原因是感受麻疹病毒夹时邪所致。《麻疹拾遗》云："麻疹之发，多为天行戾气传染，沿门间巷遍地相传。"《痘疹会通》云："麻非胎毒，皆带时行，气候暄热，传染而成。"麻疹病毒夹时邪由口鼻而入，主要侵犯肺脾。早期主要见肺卫症状，初期症状类似感冒，因脾主肌肉和四肢，故麻疹出现全身，达四肢手足心。透疹之后，毒随疹泄，麻疹渐次收没，热去津伤，趋于康复，此为麻疹之顺证。如感邪较重，或是素体正气不足，正不胜邪，或者治疗不当，或者调护失宜，均可导致正虚不能托邪外泄，邪毒内陷，则可产生逆症。

总之，中医学对麻疹病因病机的观察是以阴阳、气血、脏腑的病变为依据，因而历代医家对麻疹病机提出了"先发于阳，后发于阴，毒兴于脾，热流于心"，脏腑皆有病变，惟肺经见症独多的发病规律。

【治疗原则】

本病以清凉透疹为基本原则，治疗以透疹达邪、清凉解毒为要。

【辨证分型】

1.顺证

（1）疹前期（邪犯肺卫）

临床表现：发热，微恶风寒，鼻塞，流涕，喷嚏，眼睑红赤，泪水汪汪，倦怠思睡，发热2~3天后，口腔两颊黏膜红赤，贴近白齿处可见麻疹黏膜斑，小便黄短，大便稀溏，舌苔薄白或微黄。本期从开始发热至疹点出现，为期约3天。

证候分析：麻毒首犯肺卫，肺失清宣，故见发热、微恶风寒、咳嗽、流涕等表证；表寒化热，热毒内侵，则见面红目赤，眼泪汪汪，精神困倦，两颊黏膜红赤；苔黄、指纹淡紫皆为内热之象。

治法：宣肺，解表，透疹。

处方：清肺经，揉肺俞，揉风门，推三关，推攒竹，推坎宫，揉太阳。

（2）出疹期（邪入肺胃）

临床表现：发热持续，起伏如潮，每潮一次疹随外出，此时口渴引饮，目赤泪多，咳嗽加剧，烦躁或嗜睡，舌红苔黄，脉数，指纹深红。疹点先起于耳后发际，继而头面、颈部、胸、腹、四肢，最后手心、足底、鼻准部均见疹点，即为出齐。疹点初起细小而稀少，渐次加密，疹色先红后暗红，稍觉凸起，触之碍手。本期从疹点开始出现至透发完毕，为期约3天。

证候分析：此期为麻疹热毒炽盛外达之际，故症见壮热持续，咳嗽加剧，口渴引饮；皮疹依次透达于外，故稍觉凸起，触之碍手。

治法：清热解毒，发表透疹。

处方：清天河水，掐揉小天心，揉一窝风，掐揉二扇门，清胃经，清肺经，推脊。

（3）收疹期（阴津耗伤）

临床表现：疹点出齐后发热渐退，咳嗽渐减，声音稍哑，疹点以次渐退，皮肤呈糠麸状脱屑并有色素沉着，胃纳增加，精神好转，舌苔薄净，指纹淡红。

证候分析：此期疹透毒解，故皮疹依次消退、体温下降；诸症见轻，是邪退正复的表现；邪热伤阴，故见苔薄净少津、干咳、口渴、音哑等症。

治法：养阴补气。

处方：分手阴阳，补脾经，补肺经，补肾经，揉上马，揉板门，揉中脘，按揉足三里，捏脊，清天河水。

2.逆证

临床表现：疹出不畅或疹出即没，或疹色紫暗，或伴有壮热剧咳，痰鸣辘辘，呼吸气急，甚则鼻扇胸高，口唇青紫等。

证候分析：由于调护失宜，复感风寒，影响麻毒透发，或内伤饮食，脾胃失和，腑气不通，则皮疹隐伏难出；或疹毒内陷肺，或是体质素弱，正气不足，气血虚损，无力托邪外出而内陷，导致肺气宣降不利，诱发壮热、剧咳、痰鸣气急、鼻扇胸高、口唇青紫等症。

治法：宣肺开闭，清热解毒。

处方：分阴阳，推脾经，推三关，清胃经，清肺经，揉一窝风，黄蜂入洞，揉天突。

若两面颊无疹、面色苍白、高热、咳少气喘、烦躁不安、神昏谵语甚则抽搐，此乃肺气壅闭，麻疹之邪不能外达，疹毒内陷所致。治疗以重推脾经、三关为主，时间要长，可达1~2小时，揉天突、肺俞、阴阳等穴为辅。

【典型案例】

周某，女，1岁2个月，1992年3月初诊。

主诉：发热2天。

现病史：1天前因夜间着凉而导致发热，自后患儿自述冷，家长以热水袋给予保暖。下午发现患儿两眼泪汪汪，咳嗽流涕，打喷嚏，体温38℃，耳后可见细小稀少色鲜红的小红点，口腔内可见麻疹黏膜斑，诊断为"麻疹"。

查体：患儿面色略红，精神不振，两眼泪汪汪，目赤流清涕，耳后、枕后、颈后淋巴结无肿大。舌红，苔薄白，口腔两侧黏膜可见麻疹黏膜斑，指纹红至风关。

血常规检查：白细胞总数4.0×10^9/L，中性粒细胞65%，淋巴细胞30%。

诊断：麻疹（麻毒侵肺）。

治法：解表透疹。

处方：推攒竹，推坎宫，揉太阳，揉耳后高骨，补脾经，清肺经，推三关，揉风门。

次日复诊：家长告知患儿热退，疹子全身透发，人已安静多了，吃奶已有力气。

3日后手足心疹子发齐，身上疹子色略暗红，按上法继续推拿并重用推脾经，嘱家长注意饮食，少食多餐，营养合理。

按语：麻毒时邪从口鼻而入，侵袭于肺经，郁阻于脾，肺主皮毛，脾主肌肉，麻毒壅盛，入于气分，而正气尚足，祛邪从肌表外出，故见发热、恶寒、疹点隐隐而出。麻疹发病，总以外透为顺，内陷为逆，治疗麻疹素有"麻不厌透"的说法，因此疹前期宜宣肺透疹，疹出期清热解毒，佐以透疹，收疹期宜养阴清肺。本案属疹前期，故以宣肺解表为主。以四大手法配合清肺经、揉风门、推三关以解表透疹，以补脾经健脾和胃，鼓舞正气。

需要注意的是：麻疹患儿应早发现，早隔离，早治疗。易感儿应少去公共场所，保持室内空气新鲜，温度适宜，避免强烈阳光刺激。

【预防与调护】

1.预防

（1）按计划接种麻疹减毒活疫苗。在流行期间有麻疹接触史者，可及时注射丙种球蛋白以预防麻疹的发病。

（2）麻疹流行期间，勿带小儿去公共场所和流行区域，以减少感染机会。

（3）易感儿接触感染源后应隔离观察21天。

（4）尽早发现麻疹患儿，隔离至出疹后5天，合并肺炎者延长隔离时间至出疹后10天。对于密切接触的易感儿，应隔离检疫3周，已做过免疫接种者观察4周。

2.调护

麻疹的护理工作极为重要，如果护理得当，无并发症，会顺利康复。

（1）卧室空气流通，温度湿度适宜，避免直接吹风受寒和过强阳光刺激，床铺被褥舒适柔软，环境安静。

（2）注意补足水分，饮食宜清淡、易消化，出疹期禁食油腻辛辣之品。收疹期根据食欲逐渐添加营养丰富的食物。

（3）保持眼睛、口腔、鼻腔、皮肤的清洁卫生。

第二十三节　小儿麻痹症

小儿麻痹症又称脊髓灰质炎，为特异性病毒所致，它的特征是发热和脊髓症状，部分病例发生分布不规则的弛缓性麻痹或瘫痪。本病常见于6个月至5岁的小儿，偶见于成人。

根据其发病季节及临床表现，麻痹前期属中医学的温病范畴，后期小儿麻痹后遗症属"痿症""痿躄"等范围。推拿治疗小儿麻痹后遗症其效尤佳，不但能增强肌力，并能纠正骨骼畸形。

20世纪60年代以来，我国采用脊髓灰质炎活疫苗，获得良好的预防效果，本病发病数已大为减少。

【病因病机】

本病是由特异性嗜神经病毒引起的急性传染病，主要损害脊髓前角的运动神经元。

中医学认为，本病病因为风、热、暑、湿时行疫毒之邪，由口鼻入侵，初时邪在肺胃。肺失清肃，出现类似感冒的发热、身痛、咽红、咳嗽等上呼吸道症状；胃失和降，则出现呕吐、腹泻、腹痛等消化系统症状。邪毒流窜经络，涉及四肢百骸，则发生肢体疼痛，或渐至出现麻痹。病久损及肝肾，则可出现肢体痿软、肌肉萎缩及骨骼畸形等后遗症状。

【治疗原则】

以祛邪通络为治疗原则，实证宜以祛邪和络为主，后期虚证以扶正补虚为主。

【辨证分型】

1.邪犯肺胃

临床表现：发热，汗出，咳嗽，全身不适，头痛，纳呆食少，或恶心，呕吐腹泻等，持续2~3天，苔薄白，脉濡数，指纹红。

证候分析：本病初起，邪犯肺胃。肺主气，为五脏六腑之华盖，外邪犯肺，则肺失清肃，故出现发热、咳嗽、头痛、汗出、全身不适等症；外邪犯胃，则胃失和降，故见恶心呕吐；湿热困脾，则纳呆少食，腹痛腹泻；苔薄白，舌质红，脉濡数，为外感风湿之征。

治法：解表清热，利湿通络。

处方：开天门，推坎宫，运太阳，揉耳后高骨，清天河水，掐揉总筋，揉一窝风，清板门，清胃经，清肺经，清小肠。

2.邪窜经络

临床表现：再度发热，肢体疼痛，转侧不利，拒绝抚抱，烦躁不安，汗多，舌质红，苔腻，脉濡细。

证候分析：湿热内蕴阳明，窜犯经络，故再度发热，肢体疼痛；湿热熏蒸于里，故见汗多，舌质红，苔腻，脉濡细。

治法：清热解毒，疏通经络。

处方：清天河水，退六腑，分手阴阳，清补脾经，清胃经，运内八卦，掐揉四横纹，清小肠。

3.气虚血瘀，肝胃亏损

临床表现：热退后口眼歪斜，头向左右倾倒，肢体瘫痪无力日久肌肉明显消瘦，肢体变细，皮肤不温，关节纵弛不收，并可以发生脊椎侧凸、肩关节松脱、膝后凸或外展、足内翻、足外翻、马蹄足或仰趾足等畸形。

证候分析：久病体虚，损及肝肾，肝主筋，肾主骨，精血不足，不能荣养筋骨，筋骨失于濡养，故头左右倾倒，肢体畸形。

治法：补肾益肝，温经通络，矫正畸形。

处方：根据部位选择穴位（部位）及推拿方法。

面颜部：补脾经，运八卦，揉合谷、曲池，揉攒竹、阳白、瞳子髎、颊车、地仓，拿风池。

上肢部：补脾经，补肾经，揉大椎，拿肩井，按揉肩髃、曲池、阳池、合谷。

下肢部：补脾经，补肾经，运八卦，掐揉一窝风，按揉肝俞、脾俞、肾俞、腰阳关，拿委中、承山，摇解溪，掐揉阳陵泉、昆仑，掐十趾指间关节（屈侧）。

【典型案例】

苏某，女，1岁4个月，1990年5月初诊。

主诉：患儿左下肢软瘫2周。

现病史：服用没有冷藏的疫苗后，患儿出现发热，体温38℃左右，烦躁不安，伴有腹痛、腹泻，不让人抱，随即出现左下肢软，曾去市传染病医院就诊，诊断为"脊髓灰质炎"，隔离治疗1周后主动出院，来本院推拿科。

查体：面色声息正常，精神尚可，舌质红，苔薄黄，咽正常，指纹紫红，左下肢肌肉轻度萎缩，左下肢肌张力低，膝反射消失，足底反射消失，局部肌肉压痛不明显。

中医诊断：痿证（邪毒阻络，气血不通）。

西医诊断：脊髓灰质炎后遗症。

治法：舒筋通络，调理气血。

处方：分手阴阳，清板门，清胃经，补脾经，运内八卦，按揉肾俞、环跳、居髎、殷门、风市、阳陵泉、足三里、悬钟、丘墟、承山、昆仑、解溪，屈伸髋、膝、踝关节。20次为一疗程，每日1次，疗程间休息1周。

本病例经过34次治疗，患儿症状消失，肌张力恢复，膝反射、足底反射均恢复，基本没有留下后遗症。

按语：20世纪60~70年代我国的脊髓灰质炎发生率较高，在省级医院里经常有家长抱着患上后遗症的孩子求治于针灸、推拿和理疗科，这是见怪不怪的。但是到了90年代初，脊髓灰质炎疫苗发到家长手中，而有个别粗心的家长将其存放抽屉里1周，突然想起来，又拿来喂给孩子，致使漂亮的小姑娘左下肢瘫痪，孩子无故得病，父母苦不堪言。而幸运的是及早发现、及早推拿治疗，2个月内基本复原，其父母的心事终得落下。

【预防与调护】

1. 预防

（1）主动免疫，口服脊髓灰质炎减毒活疫苗。

（2）被动免疫，未服用疫苗而与患者密切接触的5岁以下的小儿和先天性免疫缺陷的儿童应及早注射免疫球蛋白。

2. 调护

（1）注意饮食，禁食辛辣刺激性食物。

（2）保持心情舒畅，避免过劳过急。

（3）卧床休息，保持呼吸道畅通，经常更换体位，防止褥疮发生。

第二十四节　痢疾

痢疾，古称肠澼、滞下。历代医家根据大便性状将痢疾分为赤痢、白痢、赤白痢；根据病因将其分为寒痢、湿热痢、疫毒痢，以病程又可分为慢性痢疾、休息痢等。痢疾是因外感湿热或时邪疫毒，内伤乳食，而致邪滞于肠，气血壅滞，肠道传化失司，脂膜血络受伤，化为脓血，以腹痛腹泻、里急后重、痢下赤白脓血便为主症的病证，是儿科常见的一种肠道传染病。多流行于夏秋季节，2~7岁的儿童发病率较高。本病发病急，变化快，病情凶险，因此临证时必须高度重视。

【病因病机】

本病病因主要为饮食不洁，湿热、疫毒随不洁之食物从口进入胃肠，与肠内气血相搏，湿郁热蒸，气机壅阻，蒸腐气血而致病。基本病机是邪滞于肠，气血壅滞，肠道传化失司。

1. 感受外邪

本病主要因外感时邪疫毒，主要有暑湿、风寒、疫毒等。小儿脾胃薄弱，卫外不固，易为病邪侵袭，这是小儿患痢的内在原因。

2. 内伤饮食

由于饮食积滞，或进食生冷、不洁之物等，《医宗金鉴·幼科心法要诀》说："痢之为证，多因外受暑湿、内伤生冷而成。寒痢者，寒冷伤胃，久痢不已，或脏气本虚，复为风冷所乘。热痢者，皆因湿热凝结于肠胃。时痢，乃痢疾复感时气也。"

【治疗原则】

应根据病证寒热虚实确立治则，热痢清之，寒痢温之，寒热交错者，清温并举。"人以胃气为本，而治痢尤要"，故顾护胃气，应贯穿于治痢全过程。

【辨证分型】

1. 湿热痢

临床表现：发热，腹痛剧烈，便下赤白，量少而频，里急后重，便时哭闹不安，肛门灼热，壮热烦渴，小便短赤，舌红唇干，苔黄腻，脉滑数，指纹紫红。

证候分析：因外感内伤，湿热之邪与肠内气血相搏，湿热郁蒸，熏灼脉络，气血凝滞，气滞则腹痛，里急后重；血瘀则生化脓血；湿热下迫大肠，故见肛门灼热；热重于湿，邪偏血分，则痢下赤多白少；壮热、烦渴、舌红唇干均为湿热之象。

治法：清热化湿，理气通滞。

处方：清胃经，清大肠，清小肠，退六腑，清肺经，运内八卦，分手阴阳，揉天枢，推下七节骨。

2.**寒湿痢**

临床表现：腹痛隐隐，便下白色黏冻，白多红少，食少神疲，畏寒腹胀，苔白腻，脉沉弦，指纹色红。

证候分析：风冷之邪搏结肠间，气机受阻，气血滞凝，故腹痛隐隐；邪偏气分，故痢下白色黏冻，或白多红少；胃气受损，故少食神疲，畏寒腹胀；苔白腻，指纹红，均为寒湿之象。

治法：温中散寒，健脾化湿。

处方：补脾经，清胃经，推大肠，揉外劳宫，推三关，摩腹，按揉足三里。

3.**久痢**

临床表现：下痢迁延日久，或痢疾后期，午后潮热，下痢赤白稠黏，里急欲便，量少难下，或常虚坐努责，腹痛绵绵，心烦口干，手足心热，形体消瘦，小便短黄，舌质干红苔少，脉细数等。

证候分析：因湿热痢迁延不愈，或过用香燥之品，以致阴竭血耗，阴血亏虚，而同时余毒未尽。疫毒痢、湿热痢、血痢的后期，都常表现为阴虚内热之证。由于阴液不足，痢毒欲下而无以润承，常见虚坐努责，或涩下少许，杂有稠黏如胶之物。

治法：养阴清热，和血止痢。

处方：分手阴阳（阴重阳轻），揉小天心，清补大肠，补肺经，补肾水，揉二马，清心经，推三关，退六腑，揉三阴交，揉涌泉，揉止痢穴。

4. 虚寒痢

临床表现：下痢稀薄，混有黏液，或滑脱不禁，面色㿠白，形寒肢冷，神疲乏力，小便清长，舌质淡，苔薄，脉沉细。

证候分析：痢久迁延不愈，正虚邪恋，脾气亏虚，故下痢稀薄黏液，面色㿠白；脾虚及肾，脾肾两虚，正不胜邪，故滑脱不禁，形寒肢冷。

治法：温补脾肾，涩肠固脱。

处方：补脾经，补肺经，补肾经，清补大肠，运内八卦，推三关，摩腹，推上七节骨。

【典型案例】

隋某，男，9个月，1996年3月12初诊。

主诉：大便次数增多，便质稀黏3月余。

现病史：患儿因早春饮食生冷（贪吃西瓜）而致每日大便6~7次，色白质稀黏，夹有泡沫，便时用力，曾于儿童医院诊断为"细菌性痢疾"，住院治疗14天，自动出院。目前大便仍每日6~7次，质稀，色黄白相间，纳差，夜间汗多，眠不安，小便正常。

查体：面色萎黄，精神一般，舌红，苔淡白，指纹淡青而滞，至气关。声音无异常，身带西药味。腹胀，左下腹压痛（+），体温37.2℃。

辅助检查：大便常规示：白细胞（+），红细胞0~2个/HP，脓细胞（+），巨噬细胞0~2个/HP。小便常规（-）。大便培养：未见致病菌生长。

中医诊断：痢疾（寒湿痢）。

西医诊断：细菌性痢疾。

治法：温中散寒，健脾和胃。

处方：分手阴阳，推三关，退六腑，清补大肠，运内八卦，补胃经，摩中脘，拿肚角，推下七节骨，按揉足三里。

3月15日复诊：经推拿后大便不再努挣用力，夜眠安，纳好转。

3月19日复诊：经上方治疗3次后，大便已基本成形，腹痛消失，大便常规示：白细胞0~2，其余各项未见异常。为巩固疗效，建议继续治疗3次。

按语：患儿因冷气入胃而下痢，《灵枢·五邪》曰："邪在脾胃，阳气不足，阴气有余，则寒中，肠鸣腹痛。"按"寒则热之"的治则，宜温补脏腑，散寒除湿，用推三关、退六腑调其脏腑；用清补大肠、补胃经、摩中脘调肠胃，和中焦，令其能进食。同时要控制饮食，不吃生冷油腻，少吃反季节水果。

【预防与调护】

1.预防

（1）搞好水源、粪便的管理。注意饮食卫生，不食馊腐不洁食物。消灭苍蝇。

（2）在流行期间，适当食用生蒜瓣，每次1~3瓣，每日2~3次，或将大蒜瓣放入菜食之中食用。

（3）可用马齿苋、绿豆适量煎汤饮用。

2.调护

注意饮食禁忌。饮食宜清淡，以流质或半流质饮食为主，禁食肥腻和生冷食物，以防损伤脾胃。

第二十五节　小儿桡骨头半脱位

小儿桡骨头半脱位俗称"掉胳膊""肘脱钩"，由于它不具备半脱位的全部体征，X光片也不能显示半脱位的改变，从病理上讲只是关节囊或韧带被嵌顿，所以也称"桡骨头假性脱位"，也有的学者从病因的特点认识，称之为"牵拉肘"。

【病因病机】

肱桡关节由肱骨小头与桡骨小头凹构成，当略为内收的牵拉力作用于肘关节时，肱桡关节的外侧张开，瞬间产生的负压力，将关节囊与环韧带上缘吸入关节腔，嵌夹于关节间隙，即肱骨小头与桡骨小头陷凹之间，就发生相对位置增宽的桡骨头半脱位。

【治疗原则】

理筋整复，手法复位。

【辨证分型】

多发生于4岁以下的幼儿，有拉扯玩耍、伸袖穿衣或搬动翻身牵拉、扭压患肘的外伤史。

1.前夹型

临床表现：前臂呈旋前位，被动旋后时疼痛，患手不能拿物品，拒绝任何形式的触动患肢，怕引起疼痛。

治法：旋后复位。

操作：由家长抱住患儿坐定，术者与其对面，一手掌心托患儿肘部鹰嘴，拇指轻压桡骨小头处，余指从患肘内侧握过，另手持患腕，将旋前位的前臂依次做内收屈曲、外展旋后、伸直、屈曲、伸直的连续动作，与此同时，拇指顺势沿桡骨小头环状关节面，由前向后推动，可于旋后时感到解脱嵌夹的移动或听到咯吱声响。

2.后夹型

临床表现：前臂呈旋后位，被动旋前时疼痛，余症同前夹型。

治法：旋前复位。

操作：由家长抱住患儿坐定，术者与其面对，一手掌心托患肘鹰嘴，拇指轻压桡骨小头处，余指从患肘内侧握过，另手持患腕，将旋后位的患肘依次做外展屈曲、内收旋前、伸直、屈曲、伸直的连续动作，与此同时，拇指顺势沿桡骨小头环状关节面，由后向前推动，可于旋前时感到解脱嵌夹的移动或听到咯吱声响。

【典型案例】

欧阳某，女，3岁，1997年6月初诊。

主诉：右上肢不能活动半小时。

现病史：因拉患儿上台阶，突出啼哭，右上肢不敢活动来院。

查体：精神恐怖，面色正常，声息正常。右上肢自动保护位，右前臂旋前位，前臂不能抬，右肱骨外上髁压痛阳性，肘三角位置正常，舌质红，苔薄白。

诊断：桡骨小头半脱位。

治法：理筋整复。

处方：按揉曲池、手三里、合谷以分散注意力，揉合谷以止其痛，然后以左手握住患侧前臂近端，左拇指压住桡骨小头部位，并向下用力，一手握住患儿的腕部，先将患儿的患侧前臂旋后，然后再将患侧的肘关节屈曲。

本例患儿一次复位成功，治疗完毕后就能用右手拿食物，并能上举活动。

按语：肘关节由三个关节组成，即肱尺关节、肱桡关节、桡尺关节，这三个关节共有一个关节囊，由环状韧带维系，患儿因前臂被过度牵拉而致肱桡间隙增大，环状韧带被负压吸入关节间隙，使桡骨小头被环状韧带卡住，不能自动复位，疼痛使其不敢活动。

【预防与调护】

1.桡骨小头脱位如1~2天未予正复，或经人重力按揉，局部有肿痛者，术后不能立即恢复正常，需用轻揉法或加热敷在肘关节桡侧2~3天，并屈肘90度悬吊于颈部1周。

2.对复发多次的患儿，应嘱家长注意，不要牵拉患臂，并养成穿衣时先穿患侧、后穿健侧，脱衣时先脱健侧、后脱患侧的习惯，预防复发。

第二十六节　踝关节扭伤

踝关节扭伤是临床上常见的一种损伤，中医学称踝缝伤筋，包括韧带、肌腱、关节囊等软组织的损伤。任何年龄均可发生，青少年较为多见。

踝关节由胫、腓骨下端及距骨组成，关节窝为胫骨下关节面、内踝关节面及腓骨外踝关节面，关节头为距骨滑车。

踝关节周围主要的韧带有内侧副韧带、外侧副韧带和下胫腓韧带。内侧副韧带又称三角韧带，起于内踝，向下呈扁形附于舟状骨、距骨前内侧。外侧副韧带起自外踝，止于距骨前外侧的为腓距前韧带，止于跟骨外侧的为腓跟韧带，止于距骨后外侧的为腓距后韧带。下胫腓韧带又称胫腓联合韧带，为胫骨与腓骨下端之间的骨间韧带，是保持踝关节稳定的重要韧带。

【病因病机】

行走不平道路，上下楼时不慎，或骑车跌倒，体育运动着地不稳，如踝关节处于跖屈时，因距骨可向两侧轻微活动，而使踝关节不稳定，可引起损伤。临床上分为内翻扭伤和外翻扭伤两类，以前者为多见。跖屈内翻时，容易损伤外侧的腓距前韧带；单纯内翻损伤时，容易损伤外侧的腓跟韧带；外翻姿势时，由于三角韧带比较坚强，较少发生损伤，但可引起胫腓韧带撕裂。直接的外力打击，除韧带损伤外，多合并骨折和脱位。

【治疗原则】

本病属伤科范畴，病因多是跌仆损伤，基本病机为经络气血阻滞不通，故治疗以舒筋活络、消肿止痛为主。

【辨证分型】

踝关节内翻扭伤

临床表现：局部疼痛，外踝下方或前下方疼痛，有时有跳痛感，局部肿胀，以关节外侧为著，关节运动受限，患儿不能站立或行走，勉强走时则用足跟着地。皮下可见到瘀斑，其出现的时间与出血的多少有关，出血多时，瘀斑可立即出现，一般在伤后1~2日后见到。

证候分析：由于突然失脚，使踝向内或向外强力翻转致软组织损伤，气机受阻，不通则痛，故外踝疼痛；内翻扭伤使踝部表浅血管破裂，血溢离经，渗于皮下，暂积不散，故出现局部肿胀和皮肤瘀斑；扭伤后的软组织出现一种保护性的肌肉紧张，为避免强烈收缩，减少疼痛，故致患处活动不便，功能障碍。

治法：活血化瘀，消肿止痛。

处方：取商丘、解溪、丘墟、昆仑、太溪、绝骨、承山、阳陵泉等穴。手法用揉、按、摇、理筋，宜轻柔。

（1）患者平卧，术者用大鱼际揉外踝及局部肿胀处3~5分钟，再用拇指按压痛处1~2分钟。

（2）患者姿势同上，术者一手托住足跟，一手握住足中，缓缓做踝关节的背伸、跖屈、内翻、外翻、摇转的动作。

（3）患者取坐位或仰卧位，术者左手固定患足前端，右手拇、食二指捏住小趾第一节，轻轻牵引，并向左、右、上、下摇动8~12次，再用拇、食二指沿足纵轴来回揉捏数遍。

（4）再重复动作一遍，搓小腿内外侧3~5遍，结束治疗。

【预防与调护】

1.患者应卧床休息，在卧床时，应将患踝垫高，使成"踝高髋低位"，如此有利于肿胀的消退。

2.在踝关节受伤后而局部肿胀时，应避免站立、行走，否则可导致受伤的踝部肿胀持续不退，造成局部组织粘连，日后势必影响踝关节的功能运动。

第二十七节　髋部扭伤

小儿髋关节扭伤又称外伤性髋关节炎、髋关节一过性滑膜炎、外伤性髋关节炎等，是6~12岁儿童的常见病证。

髋关节周围的肌肉和韧带比较坚实稳固，伤筋的发生率较低。但小儿肌肉发育尚未成熟，韧带和关节囊也较松弛，所以，小儿髋关节扭伤的机会要较成人多。

【病因病机】

儿童时期股骨头发育不成熟，关节囊和周围的韧带比较松弛，髋关节活动幅度比成人要大，当摔跤或高处坠下时，髋关节过度外展、内收、屈曲等，均可造成髋关节的损伤。如髋关节过度外展时，股骨头从髋关节内被拉出一部分，由于关节腔内的负压作用，可将髋关节内侧松弛的关节滑膜吸收入关节间隙，当股骨头恢复原位时，部分滑膜被嵌顿于关节间隙，股骨头不能完全恢复原来位置，而引起关节疼痛，活动受限。

【治疗原则】

本病属伤科范畴，病因多是跌仆损伤，基本病机为经络气血阻滞不通，故治疗以活血化瘀、通经活络、疏筋止痛为主。

【辨证分型】

临床表现：患儿大多有蹦高、跳下、滑倒等外伤史，但一般患儿不能正确叙述病史。患儿下肢略呈外展、外旋状，步态缓慢，体斜跛行，若快走时，则脚尖着地，身体晃动，跛行愈加明显。主动或被动内收，外旋髋关节疼痛加剧，直立体位对比，双下肢呈假性变长，骨盆向患侧倾斜。

证候分析：患儿由于蹦跳跌仆损伤而致髋关节骨缝开错，瘀血凝结，伤处肿硬筋翻，由于损伤肿胀，故关节不利行动。

治法：舒筋通络，理顺关节。

处方：取居髎、环跳、风市、阳陵泉、阿是穴。手法用按、揉、摩、摇、弹拨、伸屈。

（1）患儿仰卧，术者站在患侧，用一手虎口按压患侧腹股沟处，另一手握住小腿下端，将伤肢拉直环转5~10次，然后术者将患侧踝部握住，在拔伸牵引下，将伤侧髋关节尽量屈曲，用力向下按压，另一手拇指顶住坐骨结节的后下方，用力向上推按，同时缓缓将伤肢伸直。

（2）术者用食、中、无名三指指面摩患侧腹股沟部2~3分钟。

（3）用拇指按揉居髎、环跳、风市、阿是穴各1分钟。

（4）术者用双手掌面置患腿内外侧，自上而下做相对搓动3~5遍，结束治疗。

【典型案例】

张某，男，3岁，2015年6月7日初诊。

主诉：患儿走路跛行15天。

现病史：患儿半月以前因玩蹦蹦床时间过长而致走路异常，左下肢不敢落地，为代偿性姿势，左侧腹股沟水肿疼痛，于儿童医院治疗半月无明显效果，来诊。

查体：髋关节活动受限，4字试验（＋），B超检查髋关节积液。

中医诊断：髋关节扭伤。

西医诊断：滑膜炎。

治法：舒筋通络，理顺关节。

处方：取居髎、环跳、风市、阳陵泉及阿是穴。用摩法作用于左侧腹股沟10分钟，用拿法作用于臀大肌、臀中肌5分钟，用髋关节摇法。配合艾灸腹股沟8~10分钟。

6月8日复诊：患儿腹股沟明显消肿，患侧下肢活动幅度增大。

6月9日复诊：诸症消失。

【预防与调护】

1.患侧髋关节应避免活动过度。

2.睡卧时勿取患侧居下的侧卧位。喜侧卧者，于患病期间，避免睡卧硬板床。

第二十八节 佝偻病

佝偻病为婴儿时期的一种慢性营养缺乏症。早在隋代《诸病源候论》一书中，对本病的背偻、多汗、齿迟、发稀等证候做了描述，同时又提出"数见风日"的预防措施。本病的致病因素，责在先天不足及后天失调。现代医学认为主要是由于缺乏维生素D，钙、磷代谢紊乱，而引起骨骼、神经、肌肉等系统异常，以骨骼生长障碍最为明显。本病常发生于冬春两季,3岁以内,尤以6~12月婴儿发病率较高。北方地区发病率高于南方地区,城市高于农村,人工喂养的婴儿发病率高与母乳喂养者。本病轻者如治疗得当,预后良好,但其形气不足,常易患感冒、咳嗽、肺炎等,而且易使病程迁延,所以必须加强预防。

【病因病机】

1. 胎中失养

本病与孕妇的健康情况有密切的关系,若孕妇起居不常,户外活动少,日光照射不足,营养失调,患有痼疾,都会直接影响胎儿的营养和发育,致使先天肾气不足。由于肾为先天之本,主骨生髓,如先天肾气不足,则致使患儿易出现生长发育迟缓、骨骼软弱等症。

2. 调护不当

由于起居卫生、饮食营养等失宜,如衣着过暖,不见风日,再加哺养失调,脾胃亏虚,运化功能不佳,则易出现肌肉松弛、虚胖等症。脾为后天之本,脾肾不足,可造成脏腑失调,因此可见脾肾虚弱及心肝肺功能不足的表现。

3. 其他因素

日照不足,或体虚多病等,均可造成体质下降。脾肾不足,同时又可引起心、肺、肝等脏腑功能失调,出现多汗、夜惊、烦躁等症。并易感外邪,常罹患肺炎、泄泻等。

本病病机主要是脾肾两虚,常累及心、肺、肝。肾为先天之本,藏精,主骨,生髓。齿为骨之余,髓之所养也。发为血之余、肾之苗。肾气通于督脉,脊骨为督脉所主。若先天肾气不足,则骨髓不充。骨骼发育障碍,出现颅骨软化,前囟晚闭,齿迟，甚至骨骼畸形。脾为后天之本，气血生化之源，如因饮食失调、喂养失宜，水谷精微输布无权，全身失于濡养，卫气不足，营卫失调，故可多汗；心气不足，心神不宁；脾虚失抑，肝木亢旺，因而夜惊烦躁；肺气不足，易患外感。故脾肾不足实为本病发生之关键。

西医学认为，本病由于患儿光照不足，或维生素D摄入不足，或生长发育过快，或由于肝肾损害使维生素D的羟化作用发生障碍，导致钙磷代谢失常，引起一系列神经精神症状，如纠正不及时，最终导致骨骼发育障碍或畸形。

【治疗原则】

治疗以健脾益气、补肾填精为原则。

【辨证分型】

1.脾肾两虚

临床表现：形体虚胖，神乏面㿠，多汗无力，易惊多惕，夜眠不安；肌肉松弛，头颅骨软，囟开而大，发稀而黄，大便多稀，舌苔薄白，脉缓无力，指纹淡红。

证候分析：脾气不足，运化功能失常，故形体虚胖，肌肉松弛，大便多稀；肺气不足，故神乏面㿠，多汗无力；心气不足，则易惊易惕，夜眠不安；肾气不足，则头颅骨软，囟开按期未合。

治法：益脾补肾。

处方：分手阴阳，推三关，补脾经，补肾经，揉二马，揉小天心，揉肾顶，摩中脘，按揉脾俞、肾俞，按揉足三里。

2.肾气亏损

临床表现：形体瘦弱，面色不华，出牙、坐立、行走等发育迟缓，骨骼明显畸形，见有头颅方大、鸡胸、龟背、腹大如蛙及下肢弯曲等，苔少舌淡，脉迟无力，指纹淡。

证候分析：肾虚髓亏则骨气未充，骨质不坚则成骨迟缓，甚至骨骼畸形；脾气不充则形体瘦弱，面色不华，舌淡，脉迟，指纹淡。

治法：补肾益气，强壮筋骨。

处方：补肾经，揉二马，揉关元，摩丹田，捏脊，重提脾俞、肾俞、八髎，按揉阳陵泉、足三里、绝骨、三阴交。

【典型案例】

于某，女，4岁，1980年4月初诊。

主诉：发现患儿两腿弯曲2个月余。

现病史：患儿近半年来生长较快，身高超过同龄儿童，可其母发现患儿走路摇摆不稳，细查发现两膝不能并拢，平时患儿出汗多，夜眠不安，纳差，西医诊断为"佝偻病"，给予口服"维生素D"，连续1个月后，肌注"维生素D_3"，每月1次，连用3次，出汗、夜眠有改善，但两下肢症状无改善，要求推拿治疗。

查体：患儿精神一般，面色苍白少华，舌质淡，苔薄白，指纹淡红，头颅方大，声音低沉，呼吸正常，无特殊气味，双膝内翻畸形，双腿呈"O"形。

诊断：佝偻病（心脾两虚）。

治法：补虚益气，养心宁神。

处方：补脾经，运内八卦，分手阴阳，掐揉心经，按揉双膝眼、阳陵泉、足三里、绝骨，捏脊，医者用左掌扶住小腿内侧，用右掌向里用力揉、推、扳，每次反复操作200次，并教其家长每日配合做两次。

20次为一疗程，每疗程间歇1周。

患儿经1周治疗后出汗明显减少，食欲增进，以后的治疗过程中家长反映患儿体质增进。共经3个月治疗，两下肢"O"形腿消失，行走正常。

按语：患儿由于生长发育过快，下肢呈"O"形腿，并有出汗、夜眠不安、食欲不振、肌肉松软等症，病机属于脾虚气弱，心血不足，治则虚则补之，宜补脾益气，养心宁神。

本例患儿家长非常耐心，保证患儿的每日治疗，故患儿恢复得非常满意。

【预防与调护】

1. 预防

（1）加强孕期保健，孕妇要进行适当的户外活动。

（2）加强婴儿护养，提倡母乳喂养，及时添加辅食，多晒太阳，增强体质。

（3）早期补充维生素D，合理喂养，多吃含有丰富维生素D的食物，如牛奶、蛋黄、肝类等。

2. 调护

（1）患儿不要久坐久站，不系过紧的裤带。提倡穿背带裤，以减轻骨骼畸形。

（2）每日户外活动，直接接受日光照射，同时防止着凉。

第二十九节　小儿肌性斜颈

小儿肌性斜颈又称先天性斜颈、原发性斜颈，是以患儿头颈向一侧倾斜，面部旋向健侧，下颌转向健侧肩部的一种常见颈部畸形。

【病因病机】

小儿肌性斜颈的病理主要是胸锁乳突肌发生纤维性挛缩。起初见纤维细胞增生和肌纤维变性，最终为颈部其他软组织如斜方肌、深筋膜等因适应畸形也发生肌纤维挛缩。其病因可有以下几方面。

1.**产伤**

分娩时一侧胸锁乳突肌受产道或产钳挤压受伤出血，血肿机化，形成肌纤维变性挛缩，造成斜颈。

2.**胎位不正**

分娩时胎儿头位不正，阻碍一侧胸锁乳突肌血液供应，引起该肌缺血坏死，造成缺血性肌挛缩。

3.**宫内异常压力及位置不良**

胎儿在子宫内头向一侧偏斜或脐带绕颈，对颈部长期加压，都必然影响颈部肌肉血液的供给，发生缺血性纤维病变，使胸锁乳突肌在宫内已经挛缩，因此患儿在出生时虽无产伤，有些系剖腹产，也有畸形发生。

【治疗原则】

本病临床多见肿块和非肿块两种类型，肿块型的治则以软坚消肿散结为主，非肿块型以疏筋缓拘、牵张患肌为主。

【辨证分型】

1.**血肿期**

临床表现：婴儿出生后1周至数周，可见头向一侧倾斜，可以纠正，但松手后又倾斜，此时颈部可发现卵圆状、质地较软、纵径方向与胸锁乳突肌一致的肿块，一般无压痛，同时可发现一侧枕部扁平。

证候分析：由于生产时一侧胸锁乳突肌受产道或产钳挤压，造成颈部出血，血瘀气滞，气血运行受阻，故出现肿块不化。

治法：活血化瘀，通经活络。

处方：按揉天窗、天容、耳后高骨、风府、大椎、风门及患侧的胸锁乳突肌、肿块周围。

操作：患儿取侧卧位，患侧向上，术者以食、中两指自耳后高骨、天窗、天容至天突穴处反复按揉3分钟左右。用拇指面轻揉肿块2分钟。拇指面自风府沿颈椎棘突按揉2~3分钟。

2. 挛缩期

临床表现：在出生后于颈部一侧即可发现硬块，患侧的胸锁乳突肌逐渐紧张，突出如索；患儿头部向患侧倾斜，乳突向患侧肩峰倾斜而颜面斜向对侧上方；少数患儿在胸锁乳突肌或锁骨的附着点周围有骨疣样改变物。若不及时治疗，患侧的面颜发育会受影响，发育较差，头颅和颜面将不对称。晚期病例，一般伴有代偿性胸椎侧突。

证候分析：由于血肿机化，形成挛缩，致使胸锁乳突肌处如索状突起或骨疣样改变；由于挛缩的肌肉牵拉，造成适应性畸形及颜面的不对称或胸椎侧突。

治法：软坚消结，纠正畸形。

处方：按揉风池、风府、天容、天窗、肩井、大椎、风门、肺俞、厥阴俞。

操作：患儿取侧卧位，使患侧向上，术者在患侧胸锁乳突肌处用拇、食指做拿法3~5遍，再用拇指按揉风池、风府、天容、天窗，用两手拇指面分推两侧风门、肺俞、厥阴俞，用拇指面按揉颈椎棘突，自上而下15~20遍。医生一手扶患儿患侧肩部，另一手扶住患儿头顶，渐渐向健侧扳动或旋转头部，手法由轻到重，幅度由小到大，逐渐拉长患侧胸锁乳突肌肌腱，反复3~5遍。

【典型案例】

张某，男，20天，2009年11月17日初诊。

主诉：颈部触及包块。

现病史：足月新生儿，第一胎顺产出生，生出时顺利，APAR评分1~9.5~10分，外观发育正常，体重3400g。其母代诉宝宝10天时发现左侧肿物，2cm×3cm大小，观察未见明显长大，宝宝摇头活动等未受明显影响。

查体：左侧颈部胸锁乳突肌肌张力高，下段接近胸锁关节处可及皮下肿物，2cm×3cm大小，质硬，活动欠佳。头部稍偏向患侧。

彩超检查：左侧颈部实性肿块，回声均匀，有包膜。

诊断：先天性斜颈。

治法：软坚消结，纠正畸形。

操作：术者用拇、食、中三指指面以轻柔的手法沿胸锁乳突肌反复拿揉5~10分钟，再分别按揉胸锁乳突肌的两端肌肉止点处3分钟，用食、中、无名三指指面按揉背部斜方肌，最后将患儿的头部向健侧做适度的牵拉。

【预防与调护】

1.病程较短而斜颈明显者，应嘱其家长在患儿睡卧时，于其头部两侧各放置一个大小合适的沙袋，防止其患侧胸锁乳突肌更加挛缩。

2.嘱其家长采取多种方法，使患儿的头部经常处于向健侧旋转的位置，以使患儿自己能较为持续地经常主动牵张患肌。

第三十节　臂丛神经损伤

婴儿出生时因其臂丛神经干或根受损伤而引起上肢麻痹，亦称为产伤麻痹或产瘫，常见的有臂麻痹、面神经麻痹，偶见坐骨神经损伤，本节主要介绍臂丛神经损伤引起的臂麻痹。

【病因病机】

产妇生产时，助产人员过急过猛牵拉婴儿头部，使一侧颈部和肩部过度分离，即造成臂丛的牵引和撕裂损伤；或因胎位不正，发生难产或滞产时，用产钳挤压或外力牵拉，损伤神经而引起麻痹。最常见的是上臂麻痹，其次为前臂麻痹，亦有损伤严重的全臂麻痹。

【治疗原则】

本病基本病机为经络气血阻滞不通，治疗通经活络止痛为主。

【辨证分型】

临床表现：上臂麻痹者，三角肌、冈上肌、冈下肌、小圆肌、部分胸大肌、旋后肌等不同程度受累，故主要表现为患肢下垂，肩部不能外展，肘部微屈，前臂旋前。

前臂麻痹者，手指的屈肌和手部的伸肌受累，由于症状不明显，往往在出生后相当时间才被发现，手的大小鱼肌均萎缩，屈指肌力也较弱，常有臂部感觉障碍。

全臂麻痹者，患儿出生后即可发现上臂、前臂或全臂不能自主运动，锁骨上窝可能因出血而有肿胀；一般上肢有内收、内旋的肌挛缩，肱骨头有半脱位和肩峰下垂现象，并可出现前臂桡侧感觉消失。

证候分析：第5、6颈神经损伤可致上臂麻痹，第8颈神经与第1胸神经损伤可引起前臂麻痹；臂丛神经束损伤则产生全臂麻痹。

治法：通经活络，行气活血。

处方：掐揉五指节、老龙，按揉大椎、秉风、天宗、肩髃、肩井、曲池、手三里、合谷，拿极泉，并做肩、肘、腕关节的摇、屈伸活动。

方义：掐揉上肢部穴位能通经活络；摇动及屈伸各关节能行气活血，促使臂部肌肉、神经的康复，从而改善肢体麻痹。

【典型案例】

李某，男，25天，2013年9月14日初诊。

主诉：患儿左侧肢体运动障碍25天。

现病史：其母代述，胎儿顺产，产时胎头娩出后，娩肩困难，双人合力娩出前肩后，后肩娩出仍较费力，出生后，患儿左臂主动运动较少，被某医院诊断为臂丛神经损伤，建议推拿治疗，遂来就诊。

检查：左侧上肢自然屈曲，较健侧张力稍差，爪形手，垂腕，左臂拥抱反射不能引出。

诊断：臂丛神经损伤。

治法：舒筋活络。

操作：术者以右手拇、食、中三指指面沿左侧颈部、左侧锁骨上窝、喙突这一区域反复摩揉5分钟；从肩关节到腕关节反复拿揉手三阴经、三阳经5分钟；以拇、食二指指面搓捻患侧五指各10遍；以五指指端轻轻叩击患肢三阳经、三阴经各5遍。

【预防与调护】

对婴儿施用手法宜轻柔，切忌粗暴过重手法。做被动运动时，动作要缓和，切忌硬扳强拉。

第三十一节　解颅

解颅是指患儿囟门扩大，颅缝裂开，到一定年龄应合而不合者，其目珠下垂，如落日状。现代医学认为，由于脑脊液分泌及吸收失去平衡，引起脑积水。《育婴家秘》云："儿本虚怯，由胎气不成，则神气不足，目中白睛多，其颅即解。"此病可同时伴有五迟、五软或癫痫等。

【病因病机】

本病发病因素主要责于肾虚，《幼幼集成》指出：解颅是由于禀气不足，先天肾元大亏。因肾气虚弱，则骨之成长受限，囟门不能如期闭合，以致囟门宽大，颅缝裂解；或因病后肾虚，水不胜火，火气上蒸，其髓则热，髓热则解而颅缝分开。

【治疗原则】

治宜培补气血，滋肾充髓，佐以分利水湿。

【辨证分型】

肾气亏损

临床表现：小儿生后囟门逾期不合，反而逐渐加宽、开解，头颅明显增大，头皮光急，青筋暴露，目珠下垂，白多黑少，头大颈细，头颅不立，身体瘦弱，发育落后，神识呆钝。

证候分析：小儿先天不足，或病后肾气亏损，髓脑不充，故颅囟裂开，并逐渐加重，头大颈细，头颅不立；血络受阻，气血循行不利，故头皮光急，青筋暴露；气血不足，故身体瘦弱，发育落后；脑髓不足，神气不充，故神识呆滞；肾精不能上注于目，故目珠下垂，目无光彩。

治法：补肾益气。

处方：推上三关，补脾经，退六腑，补肾经，推四神聪，揉上马，揉小天心，揉肾顶。

【预防与调护】

1.预防

（1）积极开展计划生育宣传教育工作，提倡优生优育。

（2）分娩时尽可能少用胎头吸引及产钳助产，避免颅内出血、新生儿窒息。

（3）预防感染，及时治疗新生儿肺炎、败血症、化脓性脑膜炎、高热惊厥等疾病。

2.调护

（1）注意保护头部，抱起患儿时需把头部同时托起，防止倾倒。

（2）注意囟门的凹凸，定期测量头围。

第三十二节　多发性抽动症

多发性抽动症又称抽动-秽语综合征，是一种由于遗传因素、生化代谢失调或环境因素所致的神经精神障碍。主要表现为一个或多个部位肌肉不自主地、反复地、快速地、无目的地运动性抽动或发声性抽动，并可伴有注意力不集中、多动、强迫动作和思维以及其他行为的综合征。

古籍对小儿多发性抽动症的病名并没有较详细的记载，其临床表现多与古籍所记载的"慢惊风""肝风证""筋惕肉瞤""瘈疭""风痰证"之中的一些症状较为相似。

【病因病机】

本病的发病原因为先天禀赋不足，素体虚弱，尤以肺脾虚弱为常见，或因情志失调、五志过极，或过食肥甘厚味，或外感六淫之邪，内外之因相合而成。

小儿肝常有余，肝为刚脏，体阴而用阳，喜条达而主疏泄，主藏血，主筋，主风。若先天禀赋不足，感受外邪，或饮食积滞，或五志过极，肝阳化风上扰，或肝风夹痰火上冲，气血并走于上，或肝阴血虚至极，生燥生风，从而发生以善行数变及动摇震颤为特征，出现呼叫秽语、四肢局部抽动、颜面肌抽动等一系列的症状。

【治疗原则】

根据病机以清肝息风、化痰通络、健脾疏肝为其治疗大法。

【辨证分型】

1. **实证**

（1）肝风内动

临床表现：面红耳赤，头晕头痛，烦躁易怒，皱眉眨眼，张口歪嘴，摇头耸肩，发作频繁，抽动有力，口出异常秽语，大便秘结，小便短赤，舌红，苔黄或白，脉弦数有力。

证候分析：小儿肝常有余，易被六淫所感，情志所伤，引发风阳上亢，肝失条达，木郁不疏，化火生风，风盛则动，故见多处肌肉抽动不已，尤以头面部症状居多，且幅度大而频繁有力；肝火上炎，攻于头目，则头晕头痛，烦躁易怒，面红目赤；舌红，苔黄或白，脉弦实有力，均为肝亢风动之象。

治法：疏肝泻火，息风止动。

处方：分手阴阳，清肝经，捣小天心，清天河水，凤凰展翅，摩腹，按揉心俞、肝俞，按弦走搓摩。头面部抽动明显者加四大手法，颈肩部抽动者加局部推拿治疗，强调手法以轻柔为主。

（2）痰火扰神

临床表现：头面肢体动摇不休，目赤口苦，心烦易怒，神思涣散，多语哭闹，任性多动，易于激动，詈骂不避亲疏，胸闷脘痞，喉间痰多，夜寐不安，大便秘结，小便黄赤，舌质红，苔黄腻，脉滑数。

证候分析：小儿脾常不足，若过食肥甘厚味，损伤脾胃，中焦不化水谷，反生湿热痰浊，痰热互结，阻于气道，气机不畅，气郁化火，痰火扰动，故发病急骤，易于激动，任性多动，头面肢体动摇不休；痰火上扰心神，蒙蔽清窍，故心烦易怒，神思涣散，詈骂不避亲疏，睡眠不安；痰火上攻，故目赤口苦，喉中痰鸣；舌红，苔黄或腻，脉弦滑数，均为痰火内扰之象。

治法：清火涤痰，息风安神。

处方：分手阴阳，清胃经，运内八卦，掐揉四横纹、小横纹，清肝经，清天河水，开璇玑，按弦走搓摩，按揉心俞、肝俞、脾俞，揉足三里、丰隆。

2.虚证

（1）阴虚风动

临床表现：精神疲惫，形体消瘦，两颧潮红，五心烦热，睡眠不宁，性情急躁，口出秽语，挤眉眨眼，耸肩摇头，肢体震颤，大便干结，舌质红绛，舌苔光剥，脉细数。

证候分析：此证由于热久伤阴，或抽动日久，阴血内耗，水不涵木，阴虚风动，故见肌肉抽动、肢体震颤等症；久病阴虚阳亢，水不制火，虚火上扰，故两颧潮红，五心烦热，睡眠不宁，性情急躁，口出秽语；阴血亏损，形神失养，故精神疲惫，形体消瘦；津枯液燥，肠失濡润，故大便干结；舌质红绛，舌苔光剥，脉细数，为肝肾阴亏之象。

治法：滋水涵木，柔肝息风。

处方：分手阴阳，补肾经，揉二马，清天河水，揉肺俞、肝俞、肾俞，按揉太溪、涌泉。

（2）脾虚肝亢

临床表现：精神倦怠，面黄肌瘦，胸闷作咳，喉中声响，皱眉眨眼，摇头耸肩，嘴角抽动，抽动无力，声低力弱，时发时止，睡卧露睛，纳少厌食，大便稀溏，舌质淡，苔白或腻，脉沉滑或沉缓无力。

证候分析：素体脾虚，或久病体弱，脾胃气虚，气血生化乏源，土色上泛，故精神倦怠，面黄肌瘦；肝木乘脾土而致风动痰生，出现胸闷作咳，喉中声响，皱眉眨眼，摇头耸肩，嘴角抽动；因其为虚风扰动，故抽动无力，声低力弱，时发时止；土虚肝旺，虚风内动，而见睡卧露睛；肝木乘脾土，水走大肠，故大便稀溏。舌质淡，苔薄白或腻，脉沉滑或沉缓无力，均为脾虚之象。

治法：疏肝理脾，抑木扶土。

处方：分手阴阳，补脾经，补肾经，捣小天心，运内八卦，清肝经，推三关，揉中脘，按揉心俞、脾俞、胃俞、肝俞、肾俞，揉足三里。

【典型案例】

衣某，男，6岁，1980年11月初诊。

主诉：患儿挤眉弄眼撮嘴20天。

现病史：因患儿顽皮，家长严厉斥责后，出现挤眉弄眼，家长以为孩子调皮故意做怪相。仍责之，近20天来症状加重，甚至扭脖子做怪相。现患儿形神疲惫，食欲不振，平时大便不成形，这才引起家长注意，西医认为无需行药物治疗，至本院儿科给服中药，患儿不配合，故来诊。

查体：神气不足，面色淡黄失华，坐立不安，不时扭脖、撮嘴、挤眉弄眼，两手相交扭动，舌质淡红，苔薄白，指纹淡滞，脉沉细。

中医诊断：抽动症（脾虚肝亢）。

治则：温运脾阳，扶脾缓肝。

处方：分手阴阳，补脾经，捣小天心，清心经，平肝经，补胃经，运内八卦，清板门，掐揉人中、兑端，按揉心俞、厥阴俞、脾俞、肝俞、肾俞，捏脊，重提脾俞。10次为一疗程。

治疗1次后，撮嘴停止，并嘱咐家长不要过于集中注意孩子的动作。治疗5次后，颈项扭动、挤眉弄眼诸症见轻。继续按原方治疗1周后，患儿诸症消失，精神活动良好。

按语：患儿面色无华，烦躁不安，食欲不振，挤眉弄眼，撮口扭颈等动作时时发生，舌质淡，苔薄白，脉沉细。患儿素有脾阳不振，土壅木郁，"木曰曲直"，木欲达则动，故出现挤眉弄眼，家长一再责之，木郁欲伸则动作更频，出现撮口扭颈等动作。其本为脾虚，标为肝风，故治宜温运脾阳，扶脾缓肝。

抽动症患儿家长不要过分注意患儿的动作，引起患儿紧张。应通过各种方法转移孩子的注意力，及时疏导孩子情绪。

【预防与调护】

1.预防

（1）注意围产期保健，孕母应避免七情所伤。

（2）应教育儿童锻炼身体，增强体质。室内应经常通风，饮食应清淡而有营养，可多食新鲜蔬菜和水果，少食鱼虾等海鲜。

（3）要创造和谐温暖的家庭生活环境，避免使孩子受到惊吓或精神上的打击。

（4）不要给患儿增加学习负担和压力，切勿让患儿长时间看手机或电视等。

2.调护

（1）帮助患儿排除紧张和恐惧感，家长要想办法创造条件，使孩子的生活环境平静、和谐。平时不要过度注意他，更不要模仿他的动作。

（2）当患儿的症状有所减轻时，应当及时鼓励和表扬孩子。

第三十三节　近视眼

近视是以视近清楚而视远模糊为特征的眼病。有先天性者，系父母有高度近视遗传而来，此类较少；有后天性者，系青少年时期，过用目力，学习阅读环境光线昏暗，偏食而体质较差等原因，逐渐形成。临床有假性（调节性）近视与真性（轴性）近视之分。所谓假性者，指过用目力，使睫状肌调节疲劳，不能调节晶状体的屈光能力，休息后可以解除或减轻。真性者，指眼轴发育过长，超过了屈光介质所能调节的范围，必须借助近视眼镜才能矫正。初发者，往往两者兼有。本病中医称能近怯远症，高度近视称近觑。

【病因病机】

1.心阳虚

阳虚阴盛，心阳虚则目中神光不足，阴有余。

2.肝肾虚

肝肾虚，精血不能上荣于目，目失濡养。

【治疗原则】

近视多为用眼过度导致眼肌痉挛，导致气血经脉不通，或素体虚弱气血不足，目不得润而致，故治宜疏通经络，益气养血。

【辨证分型】

1.心阳不足

临床表现：近视怯远，目中无神，形寒，视远模糊，易眼疲劳，视久或眼酸痛，头痛等。

证候分析：心阳虚无力鼓动气血，血脉不充，不得上荣，目中精血不足，进而神光衰微，神光不能发越，致使近视怯远。

治法：调和气血，疏通经络。

处方：四大手法，揉睛明，揉攒竹、天应、太阳、四白、翳风，按风池，推天柱骨，按揉心俞、肾俞、命门、眼周阿是穴。

2.肝肾虚

临床表现：目中神光不能及远，能近怯远，常眯目视物，或将目标移近目前。

证候分析：肝肾虚，精血不能上荣于目，目失濡养，目中神光衰微，华光不能及远而成能近怯远。

治法：健脾益肾，疏通脉络。

处方：揉睛明、攒竹、丝竹空、太阳、四白，拿风池，弹拨天柱骨，分推风门，按揉脾俞、胃俞、肾俞，拿合谷，揉涌泉、眼周阿是穴。

近视眼按近视的程度与合并症的情况不同，又分以下几种：有单纯的轻度近视，除视近清晰、视远模糊外，无其他症状。合并散光的患者，往往易引起眼疲劳，眼有不适感，视久或出现眼酸痛、头痛等症状，休息后可缓解。中度近视患者容易发生玻璃体混浊，自觉眼前有星点飘动。高度近视患者，更容易发生疲劳，甚至会发生单眼隐性或显性外斜，外斜最终可导致废用性弱视。

推拿疗法一般用于轻度或中度的近视，此类近视多发生于中小学生，由于眼肌过度紧张，肌肉收缩，晶体变凸而致的近视，近期效果明显。本法不仅用于治疗，且可用于预防保健。

【典型案例】

代某，男，6 岁，住山东师范大学宿舍，1995 年。

主诉：患儿视力下降加重 1 月余。

现病史：患儿视力下降，经查视力仅左 0.8、右 0.6，1 个月前去某医院眼科检查眼底，眼底镜见"视神经纤维变性，视乳头灰白色，其他状态无改变"，未做特殊治疗，因服中药困难，遂尝试推拿治疗。

查体：患儿面色苍白，精神尚可，双眼视力表检查为右眼 0.6，左眼 0.8，眼胞、眼球表面无异常。舌淡红，苔少，脉细缓。

眼底检查：眼底镜见视神经纤维变性，视乳头灰白色，眼底苍白。

诊断：慢性球后视神经炎，视神经萎缩（气血亏虚）。

治法：养血行血，补益心脾。

处方：分手阴阳，运内八卦，补脾经，补肾经，揉睛明、攒竹、承泣、球后，拿风池，拿二马。12 次为一疗程。

经 6 次治疗后患儿反映视物较前清楚，去山东医科大学附属医院眼科检查，眼检镜见眼底转红润，视神经纤维及乳头色转淡红。共治疗 20 次，患儿视力恢复到左眼 1.5，右眼 1.2。

按语：《诸病源候论·目茫茫候》认为视物不明、模糊不清的原因是"凡目病，若肝气不足，兼胸膈风痰劳热，则目不能远视，视物则茫茫漠漠也。若心气虚，亦令目茫茫"。本案患儿面色㿠白，舌淡红无苔，为心脾两虚、气血不足之证，目失所养，神气衰微，故而出现视物不清。因此治疗以补脾经、补肾经、揉二马达到补益心血和肝气的作用，配以拿风池，揉睛明、攒竹、承泣、球后以祛风通络。

推拿之初，家长对推拿没有信心，怕浪费时间、金钱，故特地去医院复查。经查眼底镜，发现孩子视力好转后，家长高兴地说："这绝对是推拿的效果，因为在这阶段我什么药也没给吃，也没打什么针。"这样树立了信心，坚持治疗，最终取得了良好的结果。

【预防与调护】

注意用眼卫生，长时间用眼时要注意适当休息，加强户外运动，经常远眺，饮食合理，多吃富含维生素的食物，少吃甜食。

第三十四节　遗尿

遗尿俗称尿床。《幼幼集成》云："小便自出不禁者，谓之遗尿。睡中自出者，谓之尿床。"遗尿是指3岁以上的小儿睡中小便自遗，醒后方觉的一种疾病。正常小儿1岁后白天已渐渐能控制小便，随着小儿经脉渐盛，脏腑充实，知识渐开，排尿的控制与表达能力逐步完善。若3岁以后夜间仍不能自主控制排尿而经常尿床，就是遗尿症，多见于10岁以下的儿童。本病偶可延长到十几岁，经久不愈，往往影响小儿的精神生活、身心健康及生长发育。

【病因病机】

本病多与膀胱和肾的功能失调相关，其中尤以肾气不足和肝经郁热为多见。

1. 肾气不足

下元虚寒，不能温养膀胱，膀胱气化功能失调，闭藏失职，不能制约水道而为遗尿。

2. 脾肺气虚

肺主一身之气，有通调水道、下输膀胱的功能；脾属中土，性喜燥，恶湿能制水。故脾肺功能正常，则水液的输布和排泄方得正常。若脾肺气虚，上虚不能制下，致使无权约束水道，则小便自遗。

3. 肝经郁热

肝主疏泄，调畅气机，通利三焦。肝经郁热，热郁化火，迫扰膀胱而致遗尿。

此外，尚有不良习惯的儿童，自幼缺乏教育，没有养成良好的夜间排尿习惯，或3岁以后仍用婴儿纸尿裤，而任其自遗。

【治疗原则】

本病治疗以温补下元、固涩膀胱为主，虚者补益，实者清之。

【辨证分型】

1. 肾气不足

临床表现：睡中经常遗尿，多则一夜数次，醒后方觉，面色无华，精神萎靡，智力欠佳，腰酸腿软，小便清长，舌质淡，脉沉细。

证候分析：肾与膀胱气虚，下元虚寒，则约束无权，不能制约水道，故遗尿。肾虚则真阳不足，故神疲乏力，面色无华；腰为肾之府，骨为肾所主，肾虚故腰腿酸软乏力；下元虚冷，故小便清长。

治法：温阳补肾，固涩小便。

处方：补肾经，补脾经，掐揉二马，运八卦，揉肾俞，揉关元，按揉百会。

2.肺脾气虚

临床表现：尿频而量不多，经常小便自遗，神疲乏力，消瘦，食少便溏，常自汗出，舌淡苔薄白，脉细弱。

证候分析：肺脾气虚，上虚不能制下，故遗尿；肺主气，肺气不足，故神疲乏力；脾虚运化不健，输化无权，故食少便溏；气虚不能固表，故汗常自出；舌淡苔薄，脉细弱，皆为气虚表现。

治法：补中益气，固涩小便。

处方：补脾经，补肺经，捣小天心，补肾经，摩丹田，揉关元，按揉肾俞、脾俞，擦八髎，摩百会。

3.肝经湿热

临床表现：遗出之尿尿量不多，但尿味腥臊，尿色较黄，平时性情急躁，或夜间梦语龂齿，口角糜烂，唇红，苔黄，脉数有力。

证候分析：肝经郁热，蕴伏下焦，热迫膀胱，故尿遗而出；湿热蕴结膀胱，热灼津液，故尿臊色黄，尿短量少；湿热内蕴，郁结化火，肝热偏亢，故性情急躁；又肝火内扰心神，故梦语龂齿；苔薄黄，脉数有力，均为湿热内蕴所致。

治法：清热利湿，泻肝止遗。

处方：分手阴阳，捣小天心，清小肠，清心经，掐肝经，清肝经，清脾经，揉丹田，推箕门。

【典型案例】

魏某，女，6岁，1989年8月初诊。

主诉：尿床3年余。

现病史：患儿近3年每夜尿床2~3次，一叫不及时就尿床，尿量不多，色黄，味腥臊，白天裤裆总是湿的，小便次数多，量少色黄，夏天每天要换6条短裤。口臭，口角糜烂，口渴喜冷饮，夜间梦语龁齿，唇红，纳好，大便偏干。曾服中药数十剂，穴位注射阿托品等治疗，不见效，要求推拿治疗。

查体：面色黄暗，精神尚可，两口角糜烂，声有力，口气热臭，舌质红，舌苔黄，指纹紫红，脉细数有力。

小便常规检查：白细胞0~2个。

中医诊断：遗尿症（肝经郁热型）。

西医诊断：遗尿。

治法：清肝泻火，导赤泄热。

处方：分手阴阳（阴重），捣小天心，掐心经，清心经，清小肠，掐肝经，清肝经，清脾经，补肾经，揉丹田，推涌泉。10次为一疗程，每日1次。

经3次治疗后夜间小便能自己起来，口角糜烂消失，夜眠安，白天湿裤现象见轻。经6次治疗后诸症消失，家长高兴地说中药治不了的病，用推拿却治疗好了，既不痛苦又不受罪。

按语：本证属肝经湿热，蕴伏下焦，热迫膀胱，湿热蕴络膀胱，热灼津液，故尿色黄，尿短频数。又因肝火内扰心神，故梦呓龁齿。木郁化火，横克脾土，故出现口臭，口角糜烂，口渴喜饮，纳多，大便偏干等症。苔薄黄，脉细数有力，均为湿热所致。

肝经湿热型遗尿相对较少，治宜平肝泻火，清热导赤。选用捣小天心、掐心经、清心经、清肝经等为主穴。以清小肠导赤泄热，用补肾经、揉丹田加强膀胱气化，引火归原。

【预防与调护】

1.预防

（1）勿使患儿白天玩耍过度，睡前饮水过多。

（2）幼儿每晚按时唤醒排尿，逐渐养成自控的排尿习惯。

2.调护

（1）夜间尿湿要及时更换裤褥，保持干燥及外阴部清洁。

（2）白天可饮水，晚餐不进稀饭汤水，睡前尽量不要喝水，中药汤剂也不要在晚间服用。

（3）既要严格要求，又不能打骂体罚，消除紧张心理，积极配合治疗。

（4）治疗期间默念"今晚不尿床"，尤其是入睡前，要坚持不懈。

附　尿潴留

尿潴留亦称癃闭，是指膀胱蓄有大量的尿液而小便不通的病证。

【病因病机】

本病多由湿热下注，水道闭阻，或肾阳不足，命门火衰，致使膀胱气化不利而致。亦有结石、外伤等所引起者。

【辨证分型】

临床表现：小腹胀满疼痛，尿急而小便不得排出，或伴有大便不畅，口渴不欲饮，舌苔黄腻等。

治法：清利湿热，利尿启闭。

处方：揉丹田，清小肠，推箕门，揉小天心，揉肾俞，推运三阴交。

若小便不通，肾阳不足，命门火衰者，去清小肠、揉小天心，加推三关、揉二马，以温阳补肾；大便秘结者，加清大肠、推下七节骨，调理下焦，利小便。

第三十五节　五迟、五软

五迟是指立、行、发、齿、语的发育较正常迟缓；五软是指小儿的头项软、口软、手软、足软、肌肉软。两者可同时出现，亦可单独发病，多见于婴幼儿。

西医学的小儿生长发育迟缓、大脑发育不全、脑性瘫痪、先天性遗传性神经肌肉疾病及多种疾病均可参考本病进行辨证论治。

【病因病机】

本病的发生，主要是由于父母体质素虚，先天禀赋不足，后天调摄失养，或母孕期间，疾病缠绵，以及患儿出生后调护失宜，气血虚弱所致。

【治疗原则】

本病的治则主要是扶正补虚，培补肝、脾、肾三脏，益气养血，通经活络。

【辨证分型】

1. **脾肾虚弱**

临床表现：头发稀疏微黄，牙齿生长迟缓，或生而牙质不良，囟门宽大，逾期不合，形体瘦弱，生长缓慢，或见头项软弱，不能抬举，口软唇弛，吸吮咀嚼困难，手足弛缓无力，不能抬举和站立，肌肉松软，失于弹性，面色淡白，食欲不振，大便溏薄，舌淡苔白，脉沉迟无力。

证候分析：肾主骨生髓，为先天之本；脾主运化，为后天之本。患儿先天不足，或后天失养，均会导致脏腑功能发育迟缓，气血不足，不能濡养形体官窍，以致头发稀黄，出牙迟缓，手足软弱无力，肌肉松软等。

治法：补益脾肾。

处方：分手阴阳，补脾经，补肾经，揉二马，揉小天心，揉板门，掐十王，捻十指，运内八卦，摇肘肘，摩中脘，按揉脾俞、胃俞、肾俞、足三里，捏脊，重提脾俞、肾俞。

2.肝肾亏虚

临床表现：患儿出现坐、立、行发育明显落后，头项软弱，口唇松软，手握无力，步行蹒跚，容易跌倒，平素活动较少，少气懒言，易疲劳，睡眠不实，潮热盗汗，面色无华，形体瘦弱，舌淡苔少，脉沉细数。

证候分析：肝藏血主筋，肾藏精主骨，若肝肾亏损，气血不足，不能濡养筋骨，则可见立迟行迟，手握无力，步行蹒跚，容易跌倒等。

治法：滋补肝肾。

处方：分手阴阳，揉小天心，补脾经，补肾经，揉二马，掐十王，捻十指，运内八卦，按揉关元、气海，揉足三里、阳陵泉，捏脊，重提肝俞、脾俞、肾俞。

3.气血两虚

临床表现：语言功能发育迟缓，智力低下，肢体软弱，神情呆滞，面色苍白，形瘦神疲，倦怠乏力，纳差便溏，或秘结不通，舌淡，苔薄白，脉弱无力。

证候分析：本证为五迟五软迁延日久，肝脾肾诸脏俱虚，并累及气血，致功能障碍。

治法：益气养血。

处方：分手阴阳，补脾经，揉板门，运内八卦，补肾经，摩中脘，按揉关元、气海，按揉足三里，捏脊，重提脾俞、胃俞、肾俞。

【典型案例】

王某，男，3个月，2001年6月2日初诊。

主诉：患儿头向后仰两月余。

现病史：患儿系第一胎，早产24天，在病房接受蓝光治疗后，情况基本稳定。出院回家后经常惊哭不安，腹胀，呕吐，纳差。2~3个月时抱起时头向后仰，不能纠正。曾在本省各大医院检查颅脑CT，均示正常，诊断为运动滞后，给服尼可林，最后去北京儿童医院诊断为"脑瘫"。回当地儿童医院，医生认为目前患儿智力正常，知觉正常，上肢及上身运动正常，下肢活动功能尚差，暂不能定为"脑瘫"，必须及时入院治疗。给"冬虫夏草"，每次1g，每日1次，连服1个月。口服"钙锌片"，高压氧治疗，每日1次，按疗程进行。目前症状患儿神志清，喜怒表达好，纳少，每次只喝80mL奶粉，喜饮，大便每日1~3次，便质正常，小便清长，夜间醒2~3次，认人，要母亲抱才能安睡，放下即醒。

查体：发育营养可，精神好，面色白少泽，舌淡苔白，指纹淡红，前囟门1.5 cm×2cm，前缝宽，未闭合，双上肢肌张力略高，左手握力较右手差，双膝反射亢进，双下肢扶立时脚夹着力，双髋臀部下沉，巴氏征未出现。

诊断：脑发育滞后（脾肾不足）。

治法：温阳壮肾，健脾助运。

处方：补脾经600次，补肾经600次，掐十王各30次，捻十指各10遍，揉小天心200次，揉二马500次，掐揉八风、八邪各20次，揉督脉，摇肘肘，按揉足三里、阳陵泉。

30次为一疗程，每日1次，疗程间休息5天。

6月20日复诊：纳食增，睡眠安，能卧床入睡，头向后仰症状已明显见轻，左上肢握力较两周前有所增长，双手主动拿物意识增强。

患儿经过两年六个月的连续治疗后，每月保健2~3次，发育正常。目前已上初三，学习成绩为班级1~2名，身高180cm，任体育委员。

按语：脑发育滞后在中医属五软或五硬的范畴。多因先天肾精不足，后天脾胃失养，肾精不得后天之精的充养，肝不藏血，筋脉失养，出现肢体僵硬、筋脉不柔，因而应以补益先后天之本、养血柔筋为法。

【预防与调护】

1. 预防

（1）宣传优生优育，避免近亲结婚；婚前健康查体，以减少遗传性疾病的发生。

（2）孕母应保持心情舒畅，避免重体力劳动，饮食营养丰富，适当运动，多晒太阳，避免长时期同一个体位睡眠。

（3）正确喂养婴儿，提倡母乳喂养，辅食添加科学，保证营养均衡。

2. 调护

（1）饮食营养均衡，多食易消化食物，适度活动，多晒太阳。

（2）定期推拿保健以锻炼肌肉，加快肢体功能恢复。

第九章　孙重三流派小儿推拿保健

　　我国历代医家在长期同疾病做斗争的实践中充分认识到预防疾病的重要性。早在《黄帝内经》中就已经有了"不治已病治未病"的记载。到隋代导引按摩已广泛开展，如《诸病源候论》的每卷末都附有导引按摩之法，在书中用导引按摩防治的病种有外感、内伤、五官、面部美容、护发保健等。

　　唐代著名医学家孙思邈十分推崇按摩导引，在《备急千金要方·养性》中提及"按摩日三遍，一月后百病并除，行及奔马，此是养生之法"。孙氏此论，既是对唐代以前养生学的继承，又是对他自己的经验总结，对后世的影响很大，特别是在《备急千金要方》中记载了用推拿防治小儿疾病的条目计有十五项，防治的病证有中客忤、强项欲死、夜啼、心腹热等。

　　隋唐时期人们在体表施行手法时，善用事先按一定方剂配伍熬制的膏药，涂在体表，再行按摩。如《备急千金要方》云："小儿虽无病，早起常以膏摩囟上及手足心，甚辟寒风。"此为膏摩法预防保健开了先例，也是最早应用按摩防治小儿疾病的文献记载。

　　以后的各朝代均有相似的内容记载。到明清时期，小儿推拿发展已形成独立体系，小儿保健推拿方法在民间广为流传，这与小儿推拿方法简单、应用方便、疗效卓著是分不开的。

　　小儿保健推拿内容丰富，从小儿出生至儿童时期的饮食、精神、体格锻炼、清洁卫生、传染病的预防等均有具体内容和方法。

小儿保健推拿操作简便，易学易懂，便于掌握，无毒，无副作用，无痛苦。只需有耐心，坚持按疗程进行，就能取得明显的效果。

本章介绍几种常用的保健方法。

第一节　常见病保健法

一、安神保健法

精神调摄是中医保健中极为重要的内容。古人认为心主神明，如小儿精神振作，二目有神，表情活泼，面色红润，呼吸调匀，均为气血调和、神气充沛无病的表现，即使有病也多轻而易愈。但小儿神气怯弱，知觉未开（神经系统发育不健全），见闻易动，易受惊吓，故病多惊悸哭叫、手足动摇、神乱不安等，因此小儿的精神调摄极为重要。应用安神保健法能养心安神、滋阴养血，因此，对心肝血虚、心神失养、神志不宁等症也能起到治疗和防微杜渐的作用。对小儿突然见异物，或听到大声，或失足跌仆等，引起的发热、面色时青或时红、梦中呓语、手足蠕动、夜卧不安甚至抽风搐弱等也有显著效果。

处方：拍心俞50次，拍肺俞50次，拍厥阴俞50次，按揉心俞、肺俞、厥阴俞各30次，抚背50~100遍，猿猴摘果30次。

介质：滑石粉。

操作：

（1）家长左手怀抱小儿，使其背向右，术者用右手掌心轻轻拍儿左上背部相当于肺俞、厥阴俞、心俞部位，拍时要用空掌，即指掌关节微屈；动作轻柔，要有节奏，拍毕用拇、食指面分别按揉双侧肺、心、厥阴俞各30~50次。

（2）姿势同上，术者用左手中指贴在督脉上（颈椎棘突上），右手食、无名指分别置于颈椎两旁的足太阳膀胱经上，即中指按在督脉的风府穴上，食、无名指分别按在两侧的风池穴，自上而下推抚50~100遍。

（3）家长取抱坐势怀抱小儿，术者与其面对而坐，术者以两手食、中指夹往小儿的耳尖向上提5~10次，再用双手拇、食指捏住双耳垂向下拉3~5次。最后双手捧儿头部左右摇动3~5遍，结束。

注意事项：

（1）睡前或下午进行治疗为好，每天操作1次，6次为一疗程，可连续二个疗程。

（2）保证小儿有足够的睡眠。

（3）养成良好的睡眠习惯，睡前切勿逗引玩笑，以免使小儿过度兴奋。

二、健脾和胃保健法

脾胃为后天之本，主运化水谷和输布精微，为气血生化之源。小儿脏腑形态发育未全，故运化功能也未健全，易为饮食所伤，而出现积滞、呕吐、泄泻、厌食等症，所以中医学有小儿脾常不足之说。但小儿生长发育快，需要的水谷精微却较成人更迫切，因此注意调理脾胃，使其正常运转，是儿童健康成长的基本保证。如《幼科发挥》说："胃者主纳受，脾者主运化，脾胃壮实，四肢安宁，脾胃虚弱，百病蜂起。故调理脾胃者，医者之王道也；节戒饮食者，却病无良方也。"《理瀹骈文》中提到："后天之本在脾，调中者摩腹……内伤调补之法，淡食并摩腹……脾肾双补膏：苍术、熟地各一斤，五味、茯苓各半斤，干姜一两，川椒五钱。"古人主张扶正气以御邪，首应调理脾胃，才能使小儿运化健旺，元气充足，抗病力强，不易为外邪所犯。

应用推拿保健法健脾和胃，增强食欲，调理气血，已在临床被证实，它不但能调理气血，并能提高人体素质，增强抵御疾病的能力。

推拿健脾和胃的保健方法很多，可以独取一法，也可以数法结合，配合应用，应视儿体质强弱，灵活选用。

处方：摩腹；捏脊3~5遍；补脾经500次，揉足三里300次，摩腹300次，捏脊3~5遍。

介质：以炒盐（将食盐炒热装袋）或滑石粉。

操作：有三种方法。

方法一：①患儿取仰卧位，术者坐其一侧，以掌心置儿腹部，做顺时针方向摩腹50次，再做逆时针方向摩腹50次。②将炒热的细盐用布包紧后，用盐包由中脘至下脘部顺时针方向摩熨50次，再逆时针方向摩熨50次，然后轻按在中脘部1~2分钟。

方法二：①患儿空腹，取俯卧位，先用食、中两指在脊柱两侧自上而下轻轻按揉2~3遍。②姿势同前，暴露脊背，先常规捏3遍；第四、五遍时肾俞、胃俞、肺俞处各重提一下，最后用双手拇指按揉以上俞穴3~5下，结束。

方法三：①小儿取抱坐势，术者固定其左手，先补脾经，次揉足三里。②小儿取仰卧位，摩腹300次。③小儿俯卧，捏脊3~5遍（操作方法同前）。

注意事项：一般在清晨或饭前进行，每法以6次为一疗程，疗程间休息3天。急性传染病期间暂停，待病愈后再进行。

三、健脾保肺推拿法

小儿肺常不足，因肺为清虚之体，既易于受邪，又不耐寒热，故在病理上形成了肺为娇脏、难调而易伤的特点。小儿肺气之所以娇弱，主要关键在脾常不足，《素问·阴阳应象大论》云："脾生肉，肉生肺。"脾与肺为母子之脏，母病必及子，脾气虚，则肺气不足，外邪最易乘虚而入，便肺失清肃而产生各种疾病。如果脾气健旺，则水谷精微之气上注于肺，卫外自固，外邪就无从而入。肺气强弱与否，实赖于后天脾胃之气，故要预防外邪的入侵，必须健脾，并及时疏解风邪。经常采用健脾保肺推拿法，可以调和营卫，宣通肺气，增强身体的御寒能力，预防感冒的发生。

处方：①揉外劳宫300次，黄蜂入洞50次。②补脾经300次，揉手足心各50次，推八道各50次，拍肺俞50次，拿肩井3~5下。

介质：葱、姜汁。

操作：

（1）对易患感冒咳嗽者宜选用处方一。小儿取抱坐位，术者用左手持儿右手，用右手拇指揉外劳宫毕，再与小儿对面而坐，用左手固定在其枕后部，右手食、中两指分别置儿鼻孔下上下揉动50次，按肩井3~5下，结束。

（2）对常易伤食，感冒交替出现，或感冒发病前表现食欲旺盛的小儿，适宜用处方二。①家长取抱儿坐位，术者用左手固定儿的左手，暴露其拇指，将其拇指屈曲，从指尖推向指根；然后用右手中指揉儿手心及足心（相当于内劳宫或涌泉穴及其周围）。②小儿取仰卧势，术者站在小儿一侧，用双手拇指从第一二肋间隙的胸肋关节处向两边做分推，依次推第二三、第三四、第四五肋间隙，最后用中指揉膻中50~100次。③取怀抱势，小儿背向术者，术者用掌心轻拍其肺俞部位50次，拿肩井3~5次，结束。

注意事项：

（1）一般宜在清晨进行，每天操作1次，5次为一疗程。疗程间休息3天，可继续进行第二疗程。

（2）平时衣着不要过于暖厚。

（3）注意饮食调节，不宜过食生冷油腻之物。

四、益智保健推拿法

正常小儿的健康成长，是肾的元阴元阳相互协助、相互支持、相互影响的结果。《素问·灵兰秘典论》云："肾者，作强之官，伎巧出焉。"所谓"作强"就是工作能力坚强，所谓"伎巧"就是思维活动灵巧，肾之所以主作强、出伎巧，因为肾主藏精，精生髓，髓又上通于脑，故又称脑为髓之海，精足则令人智慧聪明，故益智保健法能促进小儿智力开发，身心健康，精神愉快，并对小儿的五迟（立迟、行迟、发迟、齿迟、语迟）、五软（头项软、口软、手软、足软、肌肉软）、解颅等属小儿发育障碍的疾患有一定的治疗作用。

处方：推五经100次，捏十王各20次，摇四肢关节各20~30次，捻十指及十趾各3~5遍，捏脊3~5遍。

介质：滑石粉。

操作：

（1）小儿取坐位或仰卧位，术者以左手托儿左手使手心向上，术者右手五指并拢合儿掌上，从其掌根始，沿手掌顺指根向指尖推去，反复操作，称为推五经。

（2）姿势同上，术者捏儿手拇、食、中、无名、小指，各捏20次，然后摇四肢腕、髋、踝关节各20~30次，再用拇、食指腹面捻儿十指、趾各3~5遍。

（3）患儿取俯卧位，或横卧在家长双腿上使其背朝上，术者以双手拇、食指腹面捏脊3~5遍，重提肾俞、脾俞、心俞各3~5次，按揉前穴3次，然后将中指置督脉大椎穴上，食、无名指分别置足太阳膀胱经风门穴上，自上而下反复推10遍。

注意事项：

（1）本法适宜于3周岁以下的幼儿，可每日做1次，连续30次为一疗程，疗程间休息1周，再做第二疗程。

（2）本法亦适应于五迟、五软、解颅或脑病后遗症，要长期坚持。

（3）对五软的患儿可适当选用补心养血或补肾养肝的中药口服。

（4）对智力差的儿童要同时进行行为指导，开发智力，家长树立对治病的信心。

五、小儿眼保健推拿法

眼睛是人体的重要器官，保护视力对生活起居、工作学习至关重要，故须从小养成保护眼睛的好习惯。眼保健推拿法是通过推拿手法对穴位的刺激，达到疏通经络，调和气血，增强眼周围肌肉的血液循环，改善眼部神经的营养，使眼肌的疲劳得以解除。为了保护视力，预防近视，同时应培养良好的卫生习惯。

处方：揉攒竹64次，掐揉鱼腰64次，揉丝竹空64次，挤揉睛明64次，揉太阳64次，揉四白64次，刮眼轮64次，拿风池、曲池、合谷各3~5次，按揉颈部棘突各8次，耸动双肩16次。

操作：

（1）屈膝正坐，双手放于膝上，静坐2~3分钟。

（2）双手上举，上臂向内微收，双手拇指桡侧端以次揉攒竹、鱼腰、丝竹空、太阳、四白各64次（以8次为一节拍，共8个节拍，心中默念），而其他四指微曲如握空拳支持在额上。

（3）以左或右手拇指食指分别置于双侧睛明穴上，相对用力挤捏，以局部酸胀为度。

（4）以双手食指第二节桡侧面刮眼眶，先上后下为一圈，轮刮上下一圈计4拍，共64次。

（5）双上肢肘关节屈曲，两手上举，以中指按风池，然后从第一颈椎棘突向下按揉颈椎棘突，自上而下，各揉8个8拍，共64次，再用双手食、中、无名三指推颈椎旁肌肉，自上而下，5~10遍。

（6）摇颈耸肩，低头，自左向后向右再向前，反复8次，然后双肩关节耸动，向前8次，向后8次。

注意事项：

（1）本法对7~15岁的少年儿童最为适用，每天可在课间或作业后进行。

（2）要经常督促学生剪短指甲，保持双手清洁。

（3）按揉穴位要正确，手法要轻缓，以轻微酸胀为度，不要过分用力，以免擦伤皮肤。

（4）操作毕可以遥视远处绿色植物。

（5）尽量减少甜食。

第二节　病后调养推拿法

病后调养，也称为"病后调理"。疾病瘥后，还需防止食复和劳复，尤其是在温热病和重症危症之后，更应特别重视。

一、预防食复

热病之后，胃气尚虚，余邪未尽，患儿每多思食，若纳谷太骤，致余邪夹食滞而复发热，临床上称为食复。应用推拿方法，调理病后脾胃，能增加脾胃功能，预防食复出现。

处方：分手阴阳50次，清补脾经300次，逆运八卦50次，摩中脘100次，按弦走搓摩50次。

介质：滑石粉。

操作：

（1）术者两手食、中两指夹持小儿左手腕，两手拇指自其大小鱼际中点向两边（阴池、阳池）做分推。

（2）术者右手拇指蘸滑石粉，将小儿拇指伸直，自其桡侧指尖推向指根，再由指根推向指尖（一来一回为清补）。

（3）术者左手拇指按儿左手离卦上，右手拇指面自乾兑做逆运。

（4）小儿取仰卧位，术者用右手做顺时针或逆时针摩中脘，各100次。

（5）术者两手掌贴儿两胁，自腋下搓推至髂前上棘。

二、预防劳复

患儿大病瘥后，因气血津液末复，余邪未尽，应当适当休息，减少活动，否则活动剧烈，过分疲劳，可引起再度发热，谓之劳复。应用益气养阴、柔肝补虚的推拿方法防治劳复，既无痛苦，奏效迅速，患儿易于接受。

处方：合阴阳100次，补脾经300次，揉肾顶100次，揉涌泉100次，推脊3~5遍。

介质：上肢部用温水，脊部用滑石粉。

操作：

（1）小儿取抱坐位，术者两手食、中两指夹持小儿手腕，两手拇指自阴池、阴池向小天心方向合推。

（2）姿势同上，术者用右拇指屈曲推小儿左手拇指关节，自屈曲的指关节桡侧面推向指根。

（3）姿势同上，术者以右手拇、食指固定小指，以右中指揉肾顶。

（4）姿势同上，术者用两手食、中、无名、小指固定小儿的一足，暴露涌泉穴，用两手拇指自足心向足趾方向轮流推去。

（5）小儿取俯卧势，术者以右手食、中指自风门向下推。

第三节　痘疹推拿保健法

中医学对预防传染病的发生，保护小儿健康，提高对某些传染病的免疫力，从而降低传染病的发生率，减少、防止其流行做出过历史性的贡献。不仅限于疫苗，也用推拿的方法，如《理瀹骈文》关于预防痘疹及惊风的方法中提出："小儿初生三四日内，以手指蘸鸡蛋清，自脑后风门骨节（即颈窝处高拱骨是）至尾闾骨（即脊骨尽处是），男左旋（逆时针），女右旋（顺时针），按脊骨逐骨轻揉，周而复始，不可由下擦上，有黑毛出如发，愈揉愈出，另要揉尽，可以稀痘、免惊风。六七日再揉，并揉前心、手足心、肩头有窝处（以手平抬窝即是）……此方预免惊风甚妙。"《鱼孚溪外治方选·痘门》云："痘初起发热，用手蘸真麻油，摩其背脊下至尻骨，如此数次，其热自退。"《景岳全书·痘疹诠》云："痘疮起发之初……如或作痒，须为抚摩，勿使搔破，以致难灌，当慎也。"

处方：

（1）麻疹始发一二日，民间有用煮熟的鸡蛋乘热滚摩胸前心、后背、手足心、四肢前后，至疹子透发而止，称为蛋摩法。

（2）疹出一二日，用扶正透发法，即推三关200次，补脾经500次。

（3）用外搓法促使麻疹透发，其方法是：用鸡蛋清一枚和以荞麦面一两，干湿得宜，以不粘手为度，再滴香油数点揉匀，以此和好的面团在儿身上搓滚，前胸后背要多搓，周身其他部位也勿遗漏，搓至皮肤微红为度，一般搓后3~4小时能出疹。

（4）用西河柳煮水，温擦皮肤，以助皮疹透发。

注意事项：

（1）注意护理得宜。

（2）要避免受寒受风，注意卫生。

（3）吃清淡易消化食物，多饮水。

第十章　孙重三流派小儿推拿传承概况

一、创始人情况

孙重（zhòng）三先生（1902—1978），原名孙国钧，字重三，1902年6月16日（农历5月11日）出生，是荣成市（原荣成县）埠柳公社不夜村人。孙氏是当地望族，家学颇深，孙重三的父亲是前清秀才，兼修医术，对医学颇为精通，其岳父家亦开药铺。孙国钧曾在当地读了5年私塾，后在家人的支持下，20岁的他拜本县名老中医林椒圃为师，由此步入杏林。林椒圃是胶东地区颇有名望的中医师，擅治儿科病证，难能可贵的是他还精通针灸推拿，特别是小儿推拿医道。在跟师学习期间，孙国钧诚心侍奉老师，刻苦钻研医术，因此深得林椒圃的赏识，林氏把自己的经验倾囊传授给了孙国钧，其中就包括了小儿推拿的十三大手法。经过10年的不断磨炼，孙国钧学成出师。

出师后，孙重三开始在当地一边行医，一边教书。随着经验的积累，孙重三的病人越来越多，至1939年，孙重三决定放弃教书，把主要精力都放在医术上，于是在家乡开了自己的诊所。1941年，诊所规模扩大，有三位同乡入股参与诊所的经营。1947年底，胶东地区解放，实行土地改革，诊所解散，孙重三进入乡供销社工作，之后调入医药部，1956年又到荣成县人民医院工作。因其文化基础较好，且在当地是有名的医师，经过当地主管部门批准，孙重三于1957年进入山东中医进修学校（原址在济南市长

清灵岩寺）深造。（以上内容根据孙重三先生的儿子孙寿麟口述整理）

1958年孙重三学习结束，被聘为山东中医进修学校教员，任职期间为各学年学生讲授小儿推拿全部课程，并兼附属医院推拿科临床医疗及带教工作，培养了一大批优秀的本科生、大专生及进修生等。1959年调入山东中医学院附属医院推拿科，在山东中医学院附属医院推拿科坐诊时求医者盈门，急诊、病房会诊随呼随应。对急症处理时孙重三沉着冷静，坚韧而有耐心，起沉疴痼疾无数，故病家赠先生美誉"医德双馨"。孙重三为人耿直，一生光明磊落，对病人富有同情心和责任感，态度和蔼，医患关系和谐、配合默契。

为了推广普及小儿推拿技术，1959年12月孙重三先生在总结了多年教学和临床经验的基础上，根据师传和古书的记载完成《儿科推拿疗法简介》一书，此书不具姓名，而是署以山东省中医进修学校推拿教研组编，由山东人民出版社出版。本书出版后曾多次印刷，受到广大读者的欢迎。1960年又出版了《通俗推拿疗法》，署以山东中医学院编，由山东人民出版社出版。两书虽不具姓名，实则均为孙重三先生主编。1972年孙重三晋升为山东中医学院推拿教研室讲师兼推拿科主任。

1976年山东中医学院和山东医学院合校期间，由毕永升老师自编自导，白翔老师拍摄名为《孙重三小儿推拿手法集》电教片一部。该片内容重点介绍了孙重三先生常用手法，如头面部、胸部、腹部、背部、四肢部常用穴位的各种操作法，包括十三大手法等。本片是一部最完善、最实用的教学片，一改单调的讲课模式，首创小儿推拿动态教学，片中孙重三操作认真，一丝不苟，手法潇洒大方，刚劲有力，但不失柔韧灵活，连贯自然，为后学者留下了宝贵的资料，也是国内外小儿推拿影像教育史零的突破。

1978年初，孙重三先生因病故于济南，享年76岁。孙氏育有子女4人，后人大都在胶东工作或务农，无从医及继承小儿推拿者。（以上内容由孙重三流派第二代传承人张素芳提供）

1978年11月，山东省卫生厅中西医结合办公室为纪念孙重三逝世，再版《儿科推拿疗法简编》。本书根据孙重三原著加以系统整理和阐发，特别对临床经验中的理论部分、穴位主治、手法操作及治疗方面做了增补和修订，并将原照片插图改为线条图。该书流传甚广。

1982年由山东中医学院推拿教研室孙承南主任牵头，邀请北京科技电影制片厂来我院，以推拿治病常用手法、穴位及机理探讨为基本内容，同时与青岛医学院附属医院小儿推拿科合作，联合拍摄了以《齐鲁推拿》为名的科技片一部。其内容收录了孙重三老师的常用手法、穴位操作等，同时还有张汉臣老先生的手法、操作技术，更重要的是收录了张老的"推拿脾经穴对胃运动的影响"等三大实验的推拿治病原理探讨等。两强合璧，该片在山东及全国中医院校多次放映，深受好评。

1986年又在以上科技片基础上，添加山东中医学院推拿教研室临床医疗教学内容，教学录像片取名为《山东推拿集锦》，于1986年7月在山东省电视台多次播出，为山东的推拿特别是小儿推拿的宣传推广做出了重要的贡献。

二、主要传承人

1．毕永升（第二代传承人）

毕永升（1937—2011），男，山东省桓台县人。1959年由山东省中医院选派到上海中医推拿学校学习3年，毕业后回到原工作单位推拿科。

1962年，为继承山东小儿推拿事业，山东中医学院安排毕永升拜孙重三先生为师，系统学习小儿推拿知识，成为孙重三先生的弟子，历时3年跟师学习小儿推拿。他认真学习和研究了孙老的学术思想以及运用手法、穴位的规律和临床经验，并苦练手法，系统掌握了小儿推拿的理论体系，积累了丰富的实践经验，继承了孙老的学术思想和经验。毕永升还博采众长，登门求教，先后学习和研究山东著名小儿推拿老中医张汉臣、李德修等小儿推拿的经验，丰富了自己的小儿推拿知识。

1975年毕永升将多年积累的小儿推拿经验写成10万余字的中医学院试用教材《推拿学·小儿推拿》（上海科学技术出版社），丰富了全国推拿教材的内容。1987年主审了全国中等中医药教材《推拿学》，还参加编写了《中国医学百科全书·推拿学》《中华推拿医学志——手法源流》等著作。为了继承、发扬山东著名推拿老中医的经验，他编导拍摄了《小儿推拿》教学电影片及《儿科推拿疗法》《张汉臣小儿推拿》《李德修小儿推拿》《张洪九推拿》《烟台伤科推拿》《崂山点穴》等6部推拿彩色录像教学片。其中《儿科推拿疗法》由中华医学音像出版社出版，国内外公开发行。《崂山点穴》在1984年华东地区医药院校电化教育软件观摩会上被评为优秀教学录像片。其他录像片也多次在山东电视台公开播放。1983年毕永升与张素芳等人一起协助王国才研制的TDL-1型推拿手法动态测定器获山东省科委三等奖。

毕永升不但长于小儿推拿，对成人推拿也全面研究，精益求精。他能熟练地将㨰、推、震等多种手法灵活运用于临床，对腰椎间盘突出症、肩周炎、软组织损伤、胃下垂、结肠炎、颈椎病、胃扭转、雷诺病等进行了临床研究，积累了丰富的经验。发表"小儿保健推拿""孙重三老师临床经验介绍""小儿推拿退热""臂丛麻醉下一次推拿手法分离治疗肩关节周围粘连""推拿治疗胃扭转""按摩乳推拿治疗急性软组织损伤150例疗效观察"等50多篇各类相关论文。

倡导运气推拿，强调"力"与"气"的结合，是毕永升的学术特色之一。他将手法的"气"与"力"调整相结合，并深刻研究《周易》理论，结合到运气推拿中，讲究形神合一，独创"振颤法"，广泛运用于小儿及成人疾病治疗中，结合孙重三的十三大手法，对小儿高热、腹泻、斜颈、斜视、近视等病有显著治疗效果。并与一指禅、摩法、揉法等常规手法有机结合，在传统治疗颈肩腰腿痛疾病的同时，对内、外、妇、伤、五官科、儿科等多种病证，进行了长期探索研究，取得了宝贵经验。如乳腺炎、胆囊炎、胃溃疡、结肠炎、偏头痛、阳痿、早泄、男性不育、痛经、便秘、高血压、脉管炎、盆腔炎、近视眼、坐骨神经痛等，都有显著的临床疗效。1988年，由毕永升主持的"气功对机体调整功能的机理探讨研究"，通过鉴定并获山东中医学院科学技术成果二等奖。1989年出版论著《实用气功外气疗法》（中文版、中国台湾版、中国香港版、英文版）；1990年主编《百病气功防治》（中文版、中国台湾版、中国香港版、英文版），校注《小儿推拿广意》。参加编写《中国医学百科全书·推拿学》《中华推拿医学志——手法源流》《实用中医保健学》《传统体育保健》等七部著作。

毕永升曾任山东中医学院推拿教研室主任、副教授及附属医院推拿科副主任、主任等职。先后被选为山东省气功科学研究会学术委员，山东省教育系统气功科学研究会理事，济南市气功科

学研究会理事、学术委员会副主任委员等职。(以上文字及文前照片由毕永升后人乔英杰提供)

2.张素芳(第二代传承人)

张素芳,女,生于1940年,籍贯上海。1958年考入上海中医推拿学校,师从朱春霆、钱福卿、丁季峰、王玉润、王纪松、马万隆、朱汝宫等针推大家,接受了正规的中医学及针灸推拿教育。1961年毕业分配到山东中医学院附属医院推拿科工作。

孙重三先生时任推拿科主任,张素芳跟诊孙老学习小儿推拿。在跟诊过程中,张素芳细致观察揣摩孙重三先生的学术思想和诊疗技法,不断磨砺自己的推拿技艺。在继承孙重三先生学术精华的基础上,张素芳勤于学习,善于借鉴,结合自己的临床实践,将孙重三小儿推拿学术思想进一步提升。经过长期大量的临床实践,张素芳教授在小儿腹泻、厌食、腹痛、便秘、感冒、发热、咳嗽、夜啼、小儿脑瘫、先天性巨结肠、小儿抽动症、遗尿、肾病、血液病、腺样体肥大、生长发育迟缓等儿科疑难杂病的治疗上积累了丰富的临床经验,扩大了小儿推拿的适应范围,为小儿推拿治疗疑难病提供了翔实的医案借鉴。

辛勤的工作,换来了丰硕的成果。张素芳教授先后在省及国家级期刊发表学术论文20余篇。主持并参与科研课题10余项,主编、主审、参编、点校著作13部,如主编的《中国小儿推拿学》,参与拍摄的《齐鲁推拿》科教片。1983年12月获山东省科学技术委员会科技进步三等奖。1989年获山东省科学技术协会优秀学术成果二等奖。2000年10月获山东省科学技术委员会科技进步三等奖。2005年10月获山东中医药学会儿科分会特别贡献奖。2009年获山东中医药大学教学成果奖三等奖,同年获山东省教育厅山东高等学校优秀科研成果奖二等奖。2016年成功将孙重三小儿推拿申请为济南市级非物质文化遗产。

从医五十多年来，张素芳在全国各地及日本、新加坡的华人聚集地讲授小儿推拿学，参与国家、省、市级的教育培训，学生遍布世界各地，小儿推拿也在各地开花结果，并取得了广泛的社会影响和良好的经济效益，也把孙重三流派的影响力扩大到了世界范围。

2012年初，张素芳教授作为第五批全国老中医药专家经验传承指导老师，承担了中医师承博士研究生的教学任务。2014年9月，国家中医药管理局又通过了"张素芳全国名老中医药专家传承工作室"建设项目，旨在培养更多的小儿推拿优秀人才。张素芳工作室分别在2015年8月、2016年10月、2017年12月举办国家级或省级中医药继续教育项目"张素芳小儿推拿学术思想推广学习班"，参加学习的医师达500余人。2017年5月，张素芳教授再次被山东省中医药管理局聘为山东省五级师承指导专家。

张素芳教授历任山东中医药大学推拿教研室主任兼附属医院推拿科主任、全国推拿专科医疗中心专家委员会委员、中医儿科学会常务理事、山东中医药学会推拿专业委员会副主任委员、山东省卫生厅医疗事故技术鉴定委员会专家库专家。

现担任山东中医药大学针灸推拿学博士生导师、第五批全国老中医药专家经验传承指导老师、全国名老中医药专家传承工作室指导专家、山东省推拿专业委员会名誉主任委员、山东省小儿推拿专业委员会第一届名誉顾问、世界中医药学会联合会小儿推拿分会名誉会长、中国民族医药学会小儿推拿外治分会名誉会长等职务。

3.姚笑（第三代传承人）

姚笑，1969年生，女，1993年毕业于山东中医药大学，针灸推拿学博士，山东中医药大学附属医院小儿推拿中心副主任医师、副教授，硕士研究生导师。

2012年，入选国家第五批老中医药专家学术经验传承人，拜师小儿推拿名家张素芳教授。跟诊3年来，姚笑谨遵"读经典、跟名师、做临床"的指导思想，重温四大经典，研读专业古籍，全面系统总结了张素芳教授的学术经验，深入挖掘继承了孙重三流派小儿推拿的学术思想及临床经验。

2014年担任张素芳全国名老中医经验传承工作室负责人，研究方向为孙重三流派小儿推拿理论与临床经验。为落实工作室建设的各项目标，现已收集张素芳教授手稿700余份，临床病例3000多例，整理出版《孙重三小儿推拿》《孙重三流派小儿推拿精华》《张素芳小儿推拿医案选》《张素芳学术经验集》等专著4部，拍摄《孙重三流派》《张素芳临床经验荟萃》《十三大手法》等教学录像3部，承办国家级继续教育项目4项，省级继续教育项目2项，资料整理和上传工作正有序进行。

任职以来共发表论文21篇，出版著作14部。主编《学院派小儿推拿普及本》《儿科推拿学》《常见病特效穴位自我按压疗法》《一学就会的小儿推拿保健》《小儿推拿图解》《小儿家庭实用推拿与保健》《图说儿童常见病按摩》等7部，副主编《小儿推拿学》《孙重三小儿推拿》《实用家庭推拿保健》《儿童心理健康知识》4部，参编《腰椎间盘突出症的非手术疗法》1部，整理《张素芳小儿推拿医案选》1部。

社会兼职：山东中医学会推拿专业委员会委员、山东中医学会小儿推拿专业委员会副主任委员、世界中医药学会联合会小儿推拿分会常务理事、世界中医药学会联合会亚健康分会常务理事、中国中医药研究促进会小儿推拿外治专业委员会理事、青岛小儿推拿研究会副会长、世界中医药学会联合会亚健康专业委员会常务理事。

4.李静（第三代传承人）

李静，1976年生，女，教研室主任，医学博士，硕士生导师，副教授，副主任医师，第五批全国老中医药专家学术经验继承人，中国中医药学会推拿专业委员会青年委员。从事推拿专业教学、科研、医疗20年。在国家级期刊发表文章23篇；参编教材3部，其中"十二五"规划教材1部，自编教材2部；副主编著作1部，参编著作1部；参与课题12项，承担省自然基金课题1项。荣获第三届"中医药社杯"全国高等中医药院校青年教师教学基本功竞赛优秀奖1项，山东高等学校优秀科研成果奖二等奖1项，山东中医药大学教学成果奖一等奖1项，山东中医药大学教学成果奖三等奖1项。

5.周奕琼（第三代传承人）

周奕琼，1971年生，女，籍贯上海，承康小儿推拿创始人，小儿推拿泰斗张素芳教授直系传人，承康小儿推拿中医门诊部主任，国家级名老中医张素芳教授工作室成员，世界中医药学会联合会小儿推拿分会理事，中医外治法协会小儿推拿专业委员会常务委员，参编小儿推拿专著3部，一直从事小儿推拿临床及教学工作。

三、传承谱系

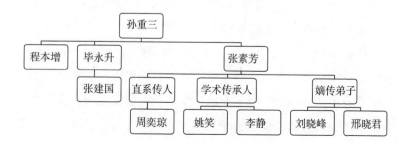